Gib dich nicht auf, lass dich wieder ein!

Gib dich nicht auf, lass dich wieder ein!

Matthias Wengenroth

Matthias Wengenroth

Gib dich nicht auf, lass dich wieder ein!

Depressionen mit der Akzeptanz- und Commitmenttherapie (ACT) überwinden

hogrefe

Matthias Wengenroth
Mankhauser Strasse 1
42699 Solingen
Deutschland
E-Mail: praxis.wengenroth@t-online.de

Bibliografische Information der Deutschen Nationalbibliothek
Die Deutsche Nationalbibliothek verzeichnet diese Publikation in der Deutschen Nationalbibliografie; detaillierte bibliografische Daten sind im Internet über http://www.dnb.de abrufbar.

Anregungen und Zuschriften bitte an:
Hogrefe AG
Lektorat Psychologie
Länggass-Strasse 76
3012 Bern
Schweiz
Tel. +41 31 300 45 00
verlag@hogrefe.ch
www.hogrefe.ch

Lektorat: Dr. Susanne Lauri
Bearbeitung: Friederike Moldenhauer, Hamburg
Herstellung: René Tschirren
Umschlagabbildung: iStock / hobo_018
Umschlag: Claude Borer, Riehen
Illustrationen: Marcus Wilke, Berlin
Satz: punktgenau GmbH, Bühl
Druck und buchbinderische Verarbeitung: AZ Druck und Datentechnik GmbH, Kempten
Printed in Germany

1. Nachdruck 2024 der 1. Auflage 2019

(E-Book-ISBN_PDF 978-3-456-95885-9)
(E-Book-ISBN_EPUB 978-3-456-75885-5)
ISBN 978-3-456-85885-2
http://doi.org/10.1024/85885-000

Inhaltsverzeichnis

Vorwort

Nehmen Sie dieses Buch in die Hand, weil Sie nach Möglichkeiten suchen, sich selbst zu helfen, ist die Wahrscheinlichkeit groß, dass Sie unter sehr belastenden Beschwerden leiden. Ihre Stimmung ist vermutlich stark schwankend oder auch ständig gedrückt. Sie trauen sich nur noch wenig zu, mögen sich vielleicht gar nicht mehr leiden. Möglicherweise machen Sie sich schwere Vorwürfe wegen tatsächlicher oder vermeintlicher Verfehlungen und Schwächen. Sind leicht reizbar und sehen alles schwarz. Sie grübeln viel und können sich an nichts mehr erfreuen. Vielleicht haben Sie quälende Gefühle, leiden unter einem ständigen inneren Schmerz, eventuell fühlen Sie auch überhaupt nichts mehr. Das Leben hat für Sie seinen Glanz verloren. Möglicherweise haben sich auch Ihre körperlichen Reaktionen und Bedürfnisse verändert und das macht sich bei der Energie, dem Appetit, dem Schlaf und in der Sexualität bemerkbar. Vielleicht sind Sie das erste Mal depressiv, vielleicht kennen Sie diesen Zustand gut. Möglicherweise haben Sie schon viel versucht, um sich aus dieser leidvollen Situation zu befreien: haben schon andere Bücher gelesen, Medikamente eingenommen, sich einem Angehörigen oder dem Hausarzt anvertraut und um Rat und Unterstützung gebeten. Oder Sie haben bei der Telefonseelsorge angerufen oder Therapien und andere Hilfsangebote in Anspruch genommen.

Die Auffassungen darüber, wie Depressionen entstehen und was dagegen hilft, gehen weit auseinander. Dieses Buch vertritt einen von mehreren Standpunkten zu diesen Fragen, der auf Erkenntnissen der Lerntheorie fußt und als Weiterentwicklung der sogenannten kognitiven Verhaltenstherapie betrachtet werden kann. Dieser Ansatz ist nicht besser oder schlechter als manch anderer. Noch ist die Wissenschaft nicht so weit, eindeutig sagen zu können, was gegen Depressionen am besten hilft. Es gibt eine Reihe von Wegen in die Depression hinein – und zum Glück auch mehrere Wege wieder heraus. Die in diesem Buch dargestellten Maßnahmen um aus der Depression herauszukommen haben bereits vielen Betroffenen geholfen, so viel kann bei der aktuellen Erkenntnislage schon einmal gesagt werden. Manche tun gar nichts gegen eine Depression, sondern warten einfach ab, bis sie wieder vorbei ist. Auch das ist eine Möglichkeit. Da Sie dieses Buch lesen, möchten Sie vermutlich einen anderen, aktiveren Weg einschlagen.

Das in diesem Buch vorgestellte Programm beruht auf der Akzeptanz- und Commitmenttherapie (kurz ACT, gesprochen wie das englische *to act,* handeln). Entwickelt wurde dieser therapeutische Ansatz von dem amerikanischen Psychologen Steven Hayes und seinen Mitarbeitern. Hayes hat intensiv zu der Frage geforscht, wie wir eigentlich das Denken lernen und wie unser Denken unser Fühlen und Handeln beeinflusst. Auf der Grundlage der Erkenntnisse seiner Arbeitsgruppe haben er und seine Mitarbeiter eine Theorie und ein Behandlungskonzept für unterschiedliche psychische Probleme (von Ängsten und Zwängen über Depressionen bis hin zu Suchtproblemen und Beziehungsstörungen) entwickelt, die sie erstmalig im Jahr 1999 in Buchform vorstellten. Eine überarbeitete Version erschien auf Deutsch im Jahr 2014 unter dem Titel *Akzeptanz- & Commitment-Therapie. Achtsamkeitsbasierte Veränderungen in Theorie und Praxis*[1]. Ehe ich näher darauf eingehe, was diesen Ansatz zur Überwindung von Depressionen und anderen seelischen Problemen so besonders macht, möchte ich kurz etwas über die Vorgeschichte von *Gib dich nicht auf, lass dich wieder ein* sagen.

Als ich vor etwa zehn Jahren an einen Verlag mit dem Vorschlag herantrat, ein Buch über die Akzeptanz- und Commitmenttherapie zu schreiben, stieß ich sowohl auf Interesse als auch auf Skepsis. „Das hört sich alles sehr gut an, ist mal etwas Anderes. Also mir gefällt's", so in etwa äußerte sich die damalige Lektorin. „Andererseits ... weiß ich nicht, ob das in unser Programm passt. Diese Therapie fällt ja schon ein bisschen aus dem Rahmen des Üblichen. Wir achten sehr darauf, dass unsere Bücher auf gesicherten Erkenntnissen beruhen, das muss alles wissenschaftlich abgesichert sein. Ich werde es mir noch mal durch den Kopf gehen lassen und unsere Experten zurate ziehen." ACT war damals noch ziemlich neu

1 Hayes, S. C., Strosahl, K. D. & Wilson, K. G. (2014). *Akzeptanz- & Commitment-Therapie. Achtsamkeitsbasierte Veränderungen in Theorie und Praxis.* Paderborn: Junfermann.

und im deutschsprachigen Raum weitgehend unbekannt. Ein paar Tage später rief die Lektorin wieder an, um mir mitzuteilen, dass sich der Verlag gegen eine Veröffentlichung entschieden habe. Sie riet mir, es bei einem anderen Verlag zu versuchen, der etwas aufgeschlossener gegenüber neuen Ansätzen wäre. Ich bedankte mich und legte etwas enttäuscht auf. Zehn Minuten später klingelte das Telefon erneut. Es war wieder die Lektorin: „Ich bin es noch mal. Wissen Sie was? Wir machen es doch. Man muss auch mal etwas wagen! Schreiben Sie das Buch!“ Im Jahr 2008 kam *Das Leben annehmen* beim Hans Huber Verlag heraus. Ich hatte es als Selbsthilfebuch auf der Grundlage der Akzeptanz- und Commitmenttherapie für Menschen geschrieben, die mit psychischen Problemen zu kämpfen haben. *Das Leben annehmen* stieß auf deutlich mehr positive Resonanz als der Verlag und ich gehofft hatten und findet nach wie vor seine Leserschaft.

Depression und Psychotherapie

Wenn Sie sich bereits mit dem Thema Depression und Psychotherapie beschäftigt haben, werden Sie die – vielleicht etwas frustrierende – Feststellung gemacht haben, dass es unter den Psychotherapeuten kein klares, einheitliches Bild davon gibt, wodurch eine Depression entsteht und wie man sie am besten behandelt und überwindet. Vielmehr herrscht auf dem Gebiet eine zum Teil verwirrende Vielfalt an Erkenntnissen, Theorien und Behandlungsmethoden vor. Das hat zum einen damit zu tun, dass es sich bei psychischen Problemen in der Regel um komplexe seelische Vorgänge handelt. Zum anderen werden zwar Fortschritte in der Behandlung erzielt, doch hat sich noch kein bestimmtes Vorgehen als den anderen eindeutig überlegen erwiesen. Daher werden immer neue Therapien und Methoden entwickelt in der Hoffnung, das bisherige Vorgehen zu verbessern und mehr Betroffenen wirksamer helfen zu können. ACT, die Therapie, auf der das Programm beruht, das ich vorstellen werde, gehört zur Gruppe der Verhaltenstherapien. Deren gemeinsames Ziel besteht darin, konkrete Veränderungen im Umgang mit dem eigenen Erleben und mit bestimmten schwierigen Situationen zu fördern. Es sollen Lernprozesse in Gang gesetzt werden, die die Betroffenen unterstützen, bestimmte Herausforderungen besser zu bewältigen. Ursprünglich war die Verhaltenstherapie in der Behandlung von Depressionen darauf ausgerichtet, Betroffenen zu helfen, ihre Probleme zu lösen und mit Konflikten sowie anderen zwischenmenschlichen Schwierigkeiten besser umzugehen. Sie unterstützte die Patienten darin, insgesamt aktiver zu werden und mehr positive Aktivitäten zu planen und durchzuführen. In den letzten Jahrzehnten wurde in der Therapie zusätzlich versucht, ungünstige Denkmuster zu verändern. Neben diesen Zielen bemüht sich die Akzeptanz- und Commitmenttherapie darum, zusätzlich Lernprozesse in folgenden Bereichen anzustoßen:

- Im Umgang mit Gefühlen: Anstatt bestimmte Gefühle – koste es, was es wolle – loswerden zu wollen, lernen wir, ihnen Raum zu geben und sie als das, was sie sind, anzunehmen.
- Im Umgang mit Gedanken: Wir entwickeln eine hilfreiche Haltung im Umgang mit unseren Denkprozessen, die – einfach formuliert – darin besteht, nicht alles zu glauben, was wir denken, und damit die Macht ungünstiger Gedanken über unser Fühlen und Handeln zu schwächen.
- Im Umgang mit unserer Aufmerksamkeit: Wir lernen, unsere Aufmerksamkeit flexibel auf das zu richten, was hier und jetzt gerade wichtig und hilfreich ist – und uns nicht in Grübeleien über Vergangenes oder Sorgen über Zukünftiges zu verlieren.
- Im Umgang mit unserem Ich: Wir lernen, uns aus dem Gefängnis von Vorurteilen uns selbst gegenüber zu befreien und unser Ich ganz anders zu verorten: als stabiler, grenzenloser und außerhalb von Bewertungen stehender Beobachter.
- Im Umgang mit den Möglichkeiten unseres Lebens: Wir lernen, uns Klarheit darüber zu verschaffen, was für uns wirklich zählt, und dies nicht aus dem Blick zu verlieren.
- Im Umgang mit unseren Entscheidungen: Wir lernen, Passivität und Impulsivität zu überwinden und da, wo es möglich und sinnvoll ist, unser Handeln daran auszurichten, was uns wichtig ist und was unter den gegebenen Umständen funktioniert.

Warum dann noch ein Buch, wenn es doch schon eines gibt, das den Anspruch hat, die Grundideen und Vorgehensweisen von ACT so darzustellen, dass auch Laien sie nachvollziehen und eigenständig anwenden können? Meiner Meinung nach besteht dafür ein Bedarf. ACT ist zwar eine sogenannte „transdiagnostische“ Therapie und damit für die Behandlung von unterschiedlichsten psychischen Problemen gedacht, also nicht nur von Depressionen, sondern z. B. auch von Zwängen, Ängsten, Schwierigkeiten im Zusammenhang mit dem Konsum von Alkohol, Nikotin oder Drogen, Ess-Störungen oder den Folgen von extrem belastenden Ereignissen (posttraumatische Störungen). Und es gibt sicher einige Überschneidungen und Gemeinsamkeiten von all diesen verschiedenen Problemen. Allerdings gibt es auch bedeutsame Unterschiede. In einem Buch, das die Bewältigung von Depressionen in den Vordergrund stellt, kann spezifisch auf die Probleme von Menschen eingegangen werden, die unter den typischen mit diesem Störungsbild verbundenen Beschwerden leiden.

In diesem Buch beschreibe ich ein Programm, das aus einer vorgegeben Abfolge einzelner Schritte besteht.[2] Im Gegensatz dazu enthält der Vorläufer relativ viele Hintergrunderklärungen sowie zu jedem Thema zahlreiche Übungen und Umsetzungsvorschläge.[3] *Gib dich nicht auf, lass dich wieder ein!* hält die Erläuterungen bewusst knapp und beschränkt sich auf solche Übungen und Anregungen, die besonders gut geeignet sind, Menschen bei der Linderung oder Überwindung von Depressionen in bestimmten Situationen zu unterstützen.

Die Entscheidung, ein Buch zu diesem Thema zu schreiben, ließ mich innerlich nicht kalt: Zum einen überfiel mich eine gewisse Last und Schwere. Ich habe im Laufe meiner Berufstätigkeit eine ganze Reihe von Menschen durch eine Depression begleitet und immer wieder erfahren, wie groß der Schmerz, die Trauer, die Verzweiflung und die Hilflosigkeit der Betroffenen – und auch ihrer Angehörigen – oft sind. Ich erinnere mich an viele Patienten, die in meinem Sprechzimmer bittere Tränen vergossen haben – und an viele, die keine Tränen mehr hatten, denen jegliche Empfindung abhandengekommen war. Um Letztere habe ich mir oft besonders große Sorgen gemacht. Viele Patienten, die sehr depressiv sind, leiden unter einer quälenden inneren Leere und einer gefühlten Sinnlosigkeit. Häufig stellt sich bei Menschen in einer solchen Situation der Wunsch ein, nicht mehr leben zu wollen – und schwebt oftmals über ihnen und über ihrem Umfeld wie ein Damoklesschwert.

---

2 Ähnliche Programme für die psychotherapeutische Behandlung von Depressionen auf der Basis der Akzeptanz- und Commitmenttherapie wurden von anderen Autoren entwickelt und beschrieben, z. B. in den USA von Zettle (2007) und in Deutschland von Hofheinz, Heidenreich und Michalak (2017).

3 Das Gleiche gilt auch für das Selbsthilfebuch, das Steven Hayes geschrieben hat.

Während für manche Betroffene die Vorstellung, sie könnten ihrem Leben selbst ein Ende setzen, so etwas wie ein Strohhalm ist, an den sie sich klammern können und der ihnen ein wenig Erleichterung verschafft, bedeutet dies für ihr Gegenüber, dass sich in die Schwere und das Mitgefühl, das der depressive Mensch auslöst, auch eine große Portion Sorge mischt. Sorge, Schmerz, Hilf- und Hoffnungslosigkeit, diese Gefühle sind mit dem Begriff Depression verbunden – auch für mich, wenn ich mich mit dem Thema befasse. Zweifel kamen hinzu: Werde ich es schaffen, ein Buch zu schreiben, das der damit verbundenen Verantwortung gerecht wird? Ein Buch, das die Hoffnungen, die ein schwer leidender, deprimierter Mensch da reinsetzt, nicht enttäuscht? Was, wenn mir das nicht gelingt, wenn die Botschaft nicht richtig ankommt und der Leser nach der Lektüre genauso verzweifelt ist wie zuvor? Oder sogar noch verzweifelter, weil sich wieder ein Weg als Sackgasse erwiesen hat? Bedrückung, Sorge, Zweifel – solche dunklen Gefühle stellten sich also nach dem Entschluss, dieses Buch zu schreiben, bei mir ein. Und auch eine Tendenz, diesen Gefühlen aus dem Weg zu gehen: Sollte ich nicht vielleicht die Finger davon lassen? Ein anderes Thema aussuchen? Ein leichteres, eines, das mich nicht so „herunterziehen“ würde?

Aber da war auch noch ein anderes Motiv: Erinnerungen an wunderbare Erfahrungen, an denen mich viele meiner Patienten teilhaben ließen. Der Moment, wenn sich ein Mensch nach einer langen schweren Zeit auf einmal wieder zu erholen beginnt, wenn wieder Bewegung in die versteinerten Gesichtszüge kommt. Wenn sich ein erstes leichtes Lächeln seinen Weg bahnt, möglicherweise noch unter Tränen. Wenn mir jemand berichtet, dass er zum ersten Mal seit langer Zeit wieder Wärme in seinem Herzen gespürt hat, einen Anflug von Lebendigkeit. Wieder lachen konnte. Wenn Menschen, die sich fast aufgegeben haben, wieder eine Richtung in ihrem Leben einschlagen, sich wieder auf den Weg machen, vielleicht noch mit zaghaften kleinen Schritten und weichen Knien, aber wieder bewusst und absichtsvoll. Nicht, weil sie müssen, weil sie mechanisch irgendeine Pflicht erfüllen, sondern weil sie eine Wahl treffen, aus einer zurückgewonnenen inneren Freiheit heraus. Dies sind kostbare Momente für mich. Wo das Leid groß ist, ist auch der Bedarf an Hilfe groß. Menschen, die in schwerer innerer Bedrängnis sind, mithilfe von gesprochenen oder geschriebenen Worten zu unterstützen ist etwas zutiefst Sinnvolles – auch wenn es sich nicht in jedem Moment gut anfühlt.

Bitte sehen Sie es mir nach, dass ich von mir und meinem Erleben spreche. Es soll in erster Linie nicht um mich gehen in diesem Buch, sondern um Sie. Um Ihr Leben, Ihre Schwierigkeiten und Ihre Möglichkeiten, mit sich selbst wieder besser zurechtzukommen. Nur hilft es manchen Menschen in ihrer Not zu sehen, dass sie nicht die einzigen sind, die belastende Gefühle und Gedanken kennen. Sie fühlen sich getröstet durch die Erfahrung, dass auch andere von Zweifeln, Sorgen und Niedergeschlagenheit geplagt werden, selbst Therapeuten. Und dass niemand von ihnen verlangt, diese Gedanken und Gefühle loszuwerden oder in den Griff zu bekommen, denn darum geht es nicht.

Worum geht es dann? Wozu dieses Buch, wenn es nicht darauf abzielt, innere „Dämonen" – Schuld- und Schamgefühle, Trauer, Selbstzweifel, Ängste – loszuwerden? Ist es denn nicht so, dass Menschen in Depressionen versinken, weil sie zu traurig sind, zu ängstlich, zu viele trübe Gedanken haben? Und dass Hilfe darin besteht, diese „negativen" Gefühle und Gedanken, diese „Symptome der Krankheit Depression" abzumildern, zu überwinden, wegzutherapieren? Damit es dann im Leben des Betroffenen wieder weitergehen kann? Wenn Sie so denken, sind Sie in guter Gesellschaft. Diese Einstellung ist in unserer Kultur weit verbreitet. Auch ich selbst erwische mich immer noch dabei, obwohl ich es eigentlich besser wissen sollte ...

Das ist eine von den Sachen, die unser Verstand macht: Er spult immer wieder dieselben „Weisheiten" ab, die ihm irgendwann eingetrichtert wurden oder die er sich zusammengereimt hat. Dazu später mehr. Meine Erfahrung ist jedenfalls Folgende: Ob es jemandem gelingt, ein Leben zu führen, das er als erfüllend und beglückend erlebt, hängt nicht davon ab, wie viele negative Gedanken und Gefühle er hat, weder von seinen Ängsten, belastenden Erinnerungen noch von Zweifeln oder seinem Kummer. Wenn nicht davon, wovon dann, werden Sie zu Recht fragen.

Nach ACT sind es zwei zentrale Fragen, die darüber entscheiden, ob es uns Menschen gelingt, auch unter schwierigen inneren und äußeren Bedingungen unsere Möglichkeiten zu nutzen, ein sinnvolles und erfülltes Leben zu führen. Die erste lautet: Wie gehst du mit Schmerz, Angst, Traurigkeit und Verletzbarkeit um? Die zweite lautet: Wie schaffst du es, mit dem in Verbindung zu bleiben, was dir lieb und teuer ist?

Auf diese beiden Fragen gibt ACT, wie ich finde, einige kluge und hilfreiche Antworten. Sie sind die Grundlage für das Programm, das Ihnen auf den Seiten des vorliegenden Buches vorgestellt wird und in dem Sie ganz gezielt dabei unterstützt werden, Erkenntnisse zu gewinnen und Fähigkeiten aufzubauen, die Ihnen bei der Überwindung Ihrer Depressionen und der Vermeidung von Rückfällen helfen werden.

Mit Hilfe dieses Programms werden Sie Schritt für Schritt

- lernen eine freundlich-anteilnehmende Haltung zu sich selbst einzunehmen
- Ihre Fähigkeit zur Selbstbeobachtung verbessern
- darin unterstützt, Dingen und insbesondere Gefühlen, die Sie sowieso nicht ändern können, mit Akzeptanz zu begegnen, anstatt sich in einen vergeblichen und aufreibenden Kampf dagegen zu verstricken
- lernen, schwierigen Gedanken (z.B. den typisch depressiven Schuld- und Minderwertigkeitsgefühlen) ihren Stachel zu nehmen
- mehr Klarheit darüber gewinnen, was für Sie im Leben wirklich zählt
- Ihr Ich-Gefühl stärken und
- lernen, wie Sie auch in emotional schwierigen Momenten positive und werteorientierte Verhaltensmuster aufbauen und festigen können.

Die Inhalte, die Sie in diesem Buch lesen, sind zum allergrößten Teil nicht auf meinem Mist allein gewachsen. Ich verdanke meine Ideen dem Austausch mit der emsigen internationalen ACT-Gemeinschaft, die so großzügig mit ihrem Wissen und ihren Erfahrungen umgeht. Ich bin diesem Kreis genauso dankbar wie den Menschen mit Depressionen und anderen seelischen Nöten, die mir ihr Vertrauen schenken und es mir ermöglichen, ACT lebendig werden zu lassen und dadurch auch selbst zu lernen und zu wachsen. Für ihre zahlreichen hilfreichen Vorschläge zur Verbesserung dieses Textes danke ich der Lektorin Friederike Moldenhauer, meiner Mutter Bärbel Wengenroth und meiner Freundin und Kollegin Dr. Manuela Kolla. Mein verbindlichster Dank gilt außerdem Susanne Lauri vom Hogrefe Verlag für die hervorragende Zusammenarbeit.

Gebrauchsanweisung für dieses Buch

Das Programm, das ich hier vorstelle, wendet sich an Menschen, die unter Depressionen leiden und nach Wegen suchen, aus dem lähmenden Zustand, in dem sie sich befinden, herauszukommen. Es zielt darauf ab, Sie, die Leserin, den Leser, in die Lage zu versetzen, sich Klarheit über Ihren persönlichen Umgang mit Ihrem seelischen Schmerz zu verschaffen, zu erkennen, mit welchen Verhaltensweisen Sie sich möglicherweise selbst im Wege stehen und Alternativen dazu kennenzulernen, auszuprobieren und einzuüben.

In diesem Moment, in dem Sie diesen Text lesen, sind Sie möglicherweise schon fest entschlossen, ACT eine Chance zu geben und können es vielleicht gar nicht abwarten, mit der Lektüre und den Übungen zu beginnen. Vielleicht sind Sie aber auch noch skeptisch, wollen sich erst mal einen Eindruck davon verschaffen, worum es eigentlich geht und ob die Überlegungen und Anregungen zu Ihnen und Ihren Schwierigkeiten passen. An welchem Punkt auch immer Sie stehen, die Tatsache, dass Sie dieses Buch zur Hand genommen haben, spricht dafür, dass Sie jemand sind, der darauf vertraut, dass ihm Informationen, Erkenntnisse und Einsichten weiterhelfen können. Ihre Einschätzung teile ich, sonst hätte ich das Buch nicht geschrieben.

Allerdings können Informationen, Erkenntnisse und Einsichten zwar hilfreich sein, aber allein reichen sie in der Regel nicht aus, um aus einer Depression wieder herauszufinden. Was man bislang an Gewohnheiten im Umgang mit sich selbst und mit seinem Leben erworben hat, ist nicht von heute auf morgen entstanden. Genauso wenig wird es über Nacht auch wieder verschwinden, selbst wenn man meint, endlich eine heilsbringende Einsicht gewonnen zu haben, mit der sich nun alles ändert. Unser Verstand sagt vielleicht: „Aha, jetzt weiß ich endlich, wieso alles so ist, wie es ist, und was anders laufen muss. Jetzt wird alles anders." Die Wirklichkeit sieht oft anders aus: Wenn wir eine Erkenntnis nicht durch regelmäßiges Tun in unserem Handlungsrepertoire verankern, verblasst sie und bald darauf verfallen wir wieder in unsere alten Gewohnheiten. Möchten Sie nachhaltig etwas an Ihrem Umgang mit sich selbst verändern, sollten Sie nicht allein auf Einsichten und Erkenntnisse setzen, sondern auch darauf, neue Gewohnheiten aufzubauen. Dazu braucht es regelmäßige Übung. Dieses Buch enthält zahlreiche Anregungen dazu.

Jeder Mensch hat seine eigene Art, sich mit neuen Informationen auseinanderzusetzen, und ich kann und will Ihnen natürlich keine Vorschriften machen, wie Sie mit diesem Buch umzugehen haben. Wenn Sie erst einmal alles durchlesen wollen, ohne eine Übung umzusetzen, oder wenn Sie darauf bauen, dass das Gelesene von allein seine Wirkung entfaltet, ohne dass Sie bewusst üben – dann tun Sie dies. Vielleicht picken Sie sich auch nur einige Übungen heraus, die Ihnen nützlich erscheinen, möglicherweise ist das auch ausreichend. Jeder Mensch ist anders und jede Situation ist anders. Depression ist nicht gleich Depression. Vielleicht benötigen Sie nur einen kleinen Anstoß, vielleicht sogar nur eine Bestätigung, auf dem richtigen Weg zu sein.

Empfehlen würde ich Ihnen dennoch ein systematisches Vorgehen. Nehmen Sie sich für jeden Schritt des Programms etwa eine Woche Zeit, lesen Sie zunächst das gesamte Kapitel durch und halten Sie sich an den „Trainingsplan". Ich habe versucht, die Übungen zu erklären, aber selbst wenn Sie ihren Sinn und Zweck nicht bis ins Letzte verstehen (also Ihr Verstand weiterhin Fragen und Zweifel dazu aufwirft), können Sie sie dennoch ausprobieren und einfach schauen, ob die Einheit eine hilfreiche Wirkung entfaltet. Sie müssen es nicht, aber es ist möglich, diese Entscheidung zu treffen – auch wenn Ihr Verstand daran etwas auszusetzen hat.

Manche Übungen werden Ihnen vielleicht schwerfallen, andere weniger. Eventuell werden Sie manchmal eine Übung aufgeben, weil sie Ihnen zu leicht oder zu schwierig vorkommt. Das kann durchaus berechtigt sein. Vielleicht beherrschen Sie die Fähigkeit, die im Fokus steht, schon „aus dem FF", und benötigen kein zusätzliches Training. Und Übungen können natürlich auch tatsächlich zu schwierig sein in dem Sinne, dass Sie etwas voraussetzen, was momentan (noch) außerhalb Ihrer Möglichkeiten liegt. Dann sollten Sie sie eventuell erst einmal zurückstellen und zu einem späteren Zeitpunkt wieder aufgreifen. Wenn Ihr Verstand immer wieder Übungen als zu leicht – ist doch „Pipikram" – bezeichnet, ist jedoch Skepsis angezeigt. Vielleicht verwechselt er das *Verstehen* einer Übung mit ihrer *Umsetzung*. Das sind aber zwei verschiedene Dinge. Genauso skeptisch sollten Sie sein, falls Sie denken: „Das ist viel zu schwer, das schaffe ich nie." Ein solcher Gedanke hat vielleicht eher mit Ihrer gedrückten Stimmung und Ihrem negativ verzerrten Selbstbild zu tun als mit einer tatsächlichen Überforderung. Geben Sie der Übung eine Chance, auch wenn Ihr Verstand alles andere als optimistisch ist.

Es hat einen großen Vorteil, sich zu entscheiden, das gesamte Programm mit allen Übungen so, wie es hier dargestellt ist, durchzuarbeiten, selbst wenn Ihnen die eine oder andere Aufgabe unverständlich oder sehr leicht oder schwer erscheint. Sie entlasten sich damit nämlich von der Notwendigkeit, immer wieder neu entscheiden zu müssen. Außerdem mindert dieses Vorgehen die Gefahr, sich durch Zweifel und negative Bewertungen (die Ihr Verstand zurzeit wahrscheinlich en masse produziert, egal zu welchem Thema und in welcher Situation) blockieren und lähmen zu lassen. Selbst wenn Sie Zweifel haben, ob das Programm etwas bringt und es für Sie das Richtige ist, müssen Sie nicht jeden Tag neu darüber nachdenken, denn Sie haben sich ja schon entschieden. Nachdem Sie das Programm durchgearbeitet haben, werden Sie sehen, inwiefern Sie davon profitiert haben.

Sind Sie bereit, dem Buch und dem Programm einen gewissen Vertrauensvorschuss entgegenzubringen? Ich weiß, es wäre schön, wenn es eine Erfolgsgarantie gäbe. Am liebsten hätten Sie – hätte Ihr Verstand – bestimmt eine Kristallkugel, mit der Sie in die Zukunft sehen könnten, um zu wissen: Wird es mir besser gehen, wenn ich mit dem Programm arbeite? Der Wunsch ist nachvollziehbar, lässt sich aber leider nicht erfüllen. Was wir sagen können, ist, dass die Hinweise und Anregungen, die in diesem Buch stehen, auf einem Ansatz beruhen, der gründlich erforscht wurde und der seine Wirksamkeit in vielen Untersuchungen unter Beweis gestellt hat[4].

Doch eine Garantie gibt es nicht. Wie bereits gesagt sind sich selbst die Fachleute alles andere als einig, wie eine Depression am besten behandelt werden kann. Das macht es nicht gerade einfach für Sie. Es macht unsicher, vielleicht sogar misstrauisch gegenüber all den vielen Experten und ihren Aussagen. Und diese Unsicherheit und diese Skepsis können durchaus berechtigt sein.

Aber ist es möglich, sich unsicher, skeptisch und misstrauisch zu fühlen, *und* dennoch dieses Programm zu absolvieren, um zu schauen, was dabei herauskommt?

---

4 Eine zusammenfassende Übersicht geben Twohig und Levin (2017).

Noch ein Letztes, bevor es endlich losgeht: Wenn Sie sich dafür entschieden haben, dieses Buch alleine durchzuarbeiten, legen Sie vielleicht Wert darauf, Schwierigkeiten selbstständig zu lösen. Das ist überhaupt nicht verkehrt, im Gegenteil. Vielleicht liegt es Ihnen, sich mit Problemen auseinanderzusetzen, Erkenntnisse zu sammeln und dann eigenständig eine Lösung zu erarbeiten und umzusetzen. Großartig! Natürlich ist es auch möglich, dass Sie eher aus der Not heraus zu diesem Buch gegriffen haben, weil Sie beispielsweise kein therapeutisches Angebot gefunden haben oder weil innere Barrieren (wie Ängste oder Schamgefühle) Sie zögern lassen, professionelle Hilfe in Anspruch zu nehmen.

Dieses Buch geht davon aus, dass es zumindest manchen Betroffenen möglich ist, von einem Programm wie diesem so weit zu profitieren, dass sie eine depressive Krise überwinden und weniger anfällig für Rückfälle werden. Dies gilt aber nicht für jeden Menschen in jeder Situation. Es kann sein, dass der Ansatz, der in diesem Buch beschrieben ist, nicht der richtige für Sie ist oder dass Sie nicht oder nicht genug davon profitieren. Das heißt aber keineswegs, dass Sie ein hoffnungsloser Fall wären und es einen Grund gäbe, zu resignieren.

Vielleicht benötigen Sie – eventuell zusätzlich zu diesem oder anderen Ratgebern – ein menschliches Gegenüber, das Ihnen etwas gibt, was Sie sich zurzeit nicht selbst geben können. Vielleicht benötigen Sie andere Formen von Hilfe, die an anderer Stelle ansetzen, vielleicht eine andere Form von Psychotherapie, medizinische Maßnahmen oder vielleicht Hilfen bei der Lösung von sozialen oder anderen Problemen. Bleiben Sie jedenfalls nicht allein mit Ihrem Schmerz und Ihrer Not, wenn Sie keine Besserung erfahren und Sie zu verzweifeln drohen. Es gibt heute zum Glück deutlich mehr Möglichkeiten, sich helfen zu lassen – auch wenn es nicht immer leicht fällt, sich die Notwendigkeit einzugestehen, die richtige Hilfe schnell zu finden und sie auch anzunehmen. Vertrauen Sie sich anderen an, sprechen Sie mit Freunden und Angehörigen dort, wo Sie eine Chance sehen, auf Verständnis und Unterstützung zu stoßen, nutzen Sie Selbsthilfemöglichkeiten, sei es in Gruppen oder im Internet, sprechen Sie mit Ihrem Hausarzt, suchen Sie sich psychotherapeutische oder psychiatrische Hilfe, sei es ambulant oder auch stationär. Bleiben Sie nicht allein. Und geben Sie nicht auf!

Übungsplan

Tabelle 0-1 bietet einen Überblick über das gesamte Programm. In der linken Spalte sind alle Übungen aufgeführt, in den Spalten daneben sehen Sie, für welche Schritte des Programms die Übungen gedacht sind. Ein Schritt kann zeitlich eine Woche umfassen, für manche möchten Sie sich aber vielleicht auch mehr Zeit nehmen und für andere benötigen Sie möglicherweise weniger Zeit.

Tabelle 0-1: Übungsplan

Woche	1	2	3	4	5	6	7	8	9	10	11	12	Zeit nach Programmabschluss
1.1 Selbstanteilnahme (meditativ)	■	■	■	▪	▪	▪	▪	▪	▪	▪	▪	▪	▪
2.1 Beobachten des Atems (meditativ)		■	▪	▪	▪	▪	▪	▪	▪	▪	▪	▪	▪
2.2 An welchem Haken hänge ich gerade?		■											
3.1 Meine Gefühlskontrollstrategien			■										
4.1 Meine Strategien unter der Lupe				■									
4.2 Physikalisierung (meditativ)				■	▪	▪	▪	▪	▪	▪	▪	▪	▪
5.1 Werte-Brainstorming					■								
5.2 Zwölf Impulse für mehr Werteklarheit					■								
6.1 Das Wertetagebuch						■	▪	▪	▪	▪	▪	▪	▪
6.2 Mein Selbstbild						■							
6.3 Bedingungslose Selbstakzeptanz (meditativ)						■	■	■	■	■	■	▪	▪

Woche	1	2	3	4	5	6	7	8	9	10	11	12	Zeit nach Programm-abschluss
7.1 Wie wünsche ich mir meinen Lebensgarten?							■						
7.2 Wie pflege ich meinen Lebensgarten?							■						
8.1 Vorsätze fassen								■					
8.2. Woran hat's gelegen?								■					
8.3 Meine typischen Barrieren								■					
9.1 Mein Umgang mit schwierigen Gedanken									■				
9.2 Schwierige Gedanken entmachten									■				
9.3 Mein Gedanken-Entmachten-Training									■	□	□	□	□
10.1 Meine „Aber"-Sätze										■			
10.2 Aus einem Aber ein Und machen										■			
10.3 Schwierige Fahrgäste in meinem Lebensbus										■			
10.4 Mein Commitment-Geländer für den Tag										■	□	□	□
11.1 Ein besseres Geländer bauen											■		
12.1 Schmerzhaftes akzeptieren, Werte leben (meditativ)												■	□

■ = Diese Übung gehört auf jeden Fall zu diesem Schritt dazu. Sie sollten sie nach Möglichkeit täglich durchführen.

□ = Diese Übung brauchen Sie in dem jeweiligen Schritt nicht täglich durchzuführen, sondern können Sie im Wechsel oder in Kombination mit anderen Übungen einplanen bzw. bei Bedarf durchführen. Sie sollten sich jeden Tag mindestens einmal Zeit für eine meditative Übung nehmen.

1 Selbstanteilnahme entwickeln

Vielleicht erwarten Sie am Anfang dieses Buches zunächst einige Informationen zum Thema Depression, zu ihren Symptomen, Auslösern, Ursachen, Folgen und Behandlungsmöglichkeiten. Eventuell sind Sie davon ausgegangen, dass Sie angehalten werden, sich mit der Frage zu befassen, wieso Sie depressiv geworden sind, wo die Gründe und Ursachen liegen.

Die Erwartung, dass ein Selbsthilfebuch für depressive Menschen mit solchen grundlegenden Fragen beginnt, ist nachvollziehbar. Dennoch möchte ich etwas anderes voranstellen, nämlich eine ganz konkrete Frage an Sie, die Leserin, den Leser: Wie gehen Sie mit sich um, wenn es Ihnen schlecht geht? Wenn Sie bedrückt sind, sich elend fühlen, wund, schwach, verletzbar, verzweifelt?

> *Ich nehme wahr, wie es in mir aussieht und akzeptiere es zunächst einmal, ohne mich dafür zu verurteilen. Ich wende mich mir selbst auf eine freundliche Weise zu. Ich schaue, ob es etwas gibt, was ich für mich tun kann und was mir gut tut, auch wenn der Schmerz noch eine Zeit bleibt. Auf diese Weise kann ich mir selbst Trost spenden und mir in schwierigen Momenten meines Lebens selbst helfen.*

Wenn Sie diese Frage so beantworten, dann sind Sie zu beglückwünschen. Meiner Erfahrung nach gehen die meisten depressiven Menschen nicht so mit sich um. Viel häufiger machen sie sich noch Vorwürfe, weil sie sich so fühlen, wie sie sich fühlen. „Ich bin doch selbst schuld, das hab ich jetzt davon, geschieht mir recht!" Häufig unternehmen Betroffene dann etwas, mit dem sie vielleicht kurzfristig schmerzhafte Gefühle unterdrücken, sich jedoch selbst schaden oder zumindest immer weiter von dem Leben entfernen, das sie sich eigentlich ersehnen. Sie grübeln unaufhörlich darüber nach, wieso und weshalb alles so gekommen ist – und was für schlimme Dinge Ihnen möglicherweise noch drohen.

Das ist nicht besonders freundlich oder tröstend. Selbstanteilnahme, Selbstmitgefühl oder eine freundliche Haltung dem leidenden Selbst gegenüber ist jedoch aus zwei Gründen wichtig, wenn Sie Ihre Depressionen überwinden möchten.

1. Depressive Menschen leiden. Sie leiden an sich selbst und sie leiden unter ihrem Leben. Wer leidet, braucht freundliche Zuwendung. Kinder sind darauf angewiesen, dass sie Mitgefühl von anderen bekommen. Sie brauchen und suchen ganz natürlich den Trost durch vertraute Personen, z. B. ihre Eltern. Auch uns Erwachsenen tut es gewiss gut, verstanden und getröstet zu werden, wenn es uns schlecht geht, aber nicht immer finden wir jemanden, dem wir uns in schwierigen Momenten anvertrauen können und der uns das gibt, was wir brauchen. Es ist wichtig, in der Lage zu sein, sich selbst Trost zu spenden. Dies zu können ist die Grundvoraussetzung dafür, uns mit uns selbst auf eine gute Weise zu beschäftigen, wenn es uns schlecht geht, und aus dem Zustand der Depression wieder herauszufinden.
2. Der zweite Grund dafür, die Selbstanteilnahme an den Beginn dieses Buches zu stellen, besteht darin, dass Ihnen im Folgenden einiges abverlangt wird. Es wird nicht ausreichen, diesen Text einfach nur zu lesen, um eine Veränderung zu erzielen. Sie werden auf unterschiedliche Weise herausgefordert, sich mit sich selbst auseinanderzusetzen und einige Ihrer Einstellungen und Verhaltensweisen zu verändern. Das Ziel besteht darin, wieder zu einem Leben zurückzufinden, das Sie erfüllt und zufrieden macht und in dem Raum ist für die Themen, die Ihnen am Herzen liegen. Aber der Weg dahin ist nicht immer leicht, mancher Schritt wird schwerfallen und vielleicht auch schmerzhaft sein. Wenn Sie Glück haben, gibt es in Ihrem Leben Menschen, die ein offenes Ohr für Sie haben, Ihnen einfühlsam begegnen und Ihnen in schweren Zeiten zur Seite stehen. Vielleicht finden Sie eine solche mitfühlende Unterstützung auch im Rahmen einer professionellen Behandlung, etwa in einer Psychotherapie. Aber nicht jeder hat dieses Glück – und es fällt auch nicht jedem Menschen leicht, sich mit seinem Kummer anderen anzuvertrauen. Dieses Buch ist auch gerade für diejenigen geschrieben, denen Hilfe von außen nicht bzw. noch nicht zur Verfügung steht. Gerade wenn Sie versuchen, sich selbst zu helfen und kein empathisches Gegenüber haben, ist es umso wichtiger, zu lernen, sich selbst mit Mitgefühl und Anteilnahme zu begegnen.

Was nun genau ist mit Selbstanteilnahme gemeint – und was nicht? Es ist nützlich, die Selbstanteilnahme von ihrem unbeliebten Verwandten, dem Selbstmitleid abzugrenzen. Selbstmitleid ist zu Recht verpönt. Man mag Leute nicht, die „sich ständig selbst bemitleiden", kann sich selbst nicht leiden, wenn man „in Selbstmitleid versinkt". Was ist so störend und auch schädlich daran? Zum einen ist es eine Haltung, die schwierige Gefühle nicht akzeptiert und nicht anerkennt, dass es im Leben eines jeden Menschen Aspekte und Situationen gibt, unter denen er leidet. Diese Ansicht betrachtet das Leiden am Leben nicht als etwas, was uns Menschen miteinander verbindet, sondern eher als etwas Trennendes: „Euch geht's allen viel besser als mir, nur mir geht es so schlecht." Etwas überspitzt formuliert: „Ich bin der Pechvogel unter den Glückskindern." Nicht nur für denjenigen, der sich auf diese Weise selbst bemitleidet, ist es wenig hilfreich, wenn er sich in diesen Gedanken verbeißt, auch das Gegenüber fühlt sich häufig als „Glückskind" falsch charakterisiert oder gar auf die Anklagebank gesetzt. Zum anderen ist Selbstmitleid häufig damit verbunden, die Verantwortung für sich selbst abzugeben. „Ich kann und will jetzt gar nichts mehr für mich tun – du musst das jetzt für mich übernehmen, du musst mich retten!" Auch dies wirkt zumindest auf die Dauer eher abstoßend auf andere, selbst wenn sie eigentlich mitfühlend und hilfsbereit sind.

Wieso erscheinen andere Menschen glücklicher und sicherer?

Oft erscheinen uns andere im Vergleich zu uns selbst unendlich viel glücklicher und sicherer. Sie wirken ausgeglichen und cool, während wir selbst oft so verzagt, ängstlich und bedrückt sind. Wie kommt es zu diesem Eindruck? Wir alle lernen im Laufe unseres Lebens einen Teil unserer Gefühle zu verbergen und nach außen hin eine gewisse Fassade zu präsentieren. Dies haben wir vor allem durch die Konsequenzen gelernt, die es hatte, wenn wir uns weich, verletzbar, ängstlich zeigten („Stell dich nicht so an!", „Ein Indianer kennt keinen Schmerz", „Heulsuse!"). Oder wir bekamen auch Lob und Anerkennung, wenn unser Schmerz oder unsere Angst nicht nach außen hin sichtbar wurde („Hast gar nicht geweint, sehr tapfer!", „Toll, wie du Haltung bewahrst!"). Derartige Reaktionen sind unter anderem darauf zurückzuführen, dass unsere Kultur von der Vorstellung durchdrungen ist, es sei erstens wichtig und zweitens auch möglich, stets positiv zu denken und zu fühlen: Don't worry, be happy! Und wenn wir dann merken, wie wenig uns das zuzeiten gelingt, versuchen wir, dieser Erwartung dennoch gerecht zu werden und setzen oft eine Maske auf. Was wir dabei manchmal übersehen ist, dass das auch für alle anderen zutrifft, jedenfalls oft. Vergleichen wir uns mit anderen, stellen wir unser Inneres dem Äußeren anderer gegenüber. Wir *fühlen* unsere Schwäche und *sehen* die vermeintliche Stärke unserer Mitmenschen, und so entsteht bei uns der Eindruck, wir seien die einzigen, denen es einfach nicht gelingen will, sich gut zu fühlen.

Selbstanteilnahme vermeidet genau diese beiden Phänomene: Schmerz und Leid als etwas zu betrachten, was nur einen selbst betrifft, und damit als etwas Trennendes zu erfahren und die Verantwortung an andere abzugeben. Wer anteilnehmend mit sich selbst umgeht, erkennt die Tatsache an, dass Leid zum menschlichen Leben dazugehört, dass jeder Mensch am Leben leidet und dass dieses Gefühl also etwas ist, was uns Menschen miteinander verbindet. Wenn ich selbstanteilnehmend bin, gebe ich keine Verantwortung ab, sondern ich übernehme Verantwortung: Ich kann etwas für mich tun, auch wenn es mir nicht gut geht. Ich kann freundlich, fürsorglich mit mir umgehen, den Kummer und Schmerz akzeptieren, den ich erlebe, und mich fragen, was mir helfen kann und mir in diesem Moment guttut. Dabei nehme ich gerne Unterstützung und Zuspruch von außen an, wenn sie mir angeboten werden, aber ich bin nicht davon abhängig.

Tabelle 1-1: Selbstmitleid versus Selbstanteilnahme bzw. Selbstmitgefühl

Selbstmitleid	Selbstanteilnahme
Ich sollte mich nicht so fühlen, wie ich mich fühle.	Ich darf mich so fühlen, wie ich mich fühle.
Nur mir geht es schlecht, den anderen geht es gut. Daher stimmt etwas nicht mit mir. Das trennt mich von allen anderen.	Auch andere Menschen leiden. Leid ist nichts, was uns voneinander trennen muss, sondern etwas Verbindendes.
Ich gebe Verantwortung ab. Andere müssen jetzt etwas für mich tun, damit es mir besser geht.	Ich übernehme Verantwortung für mich selbst. Ich nehme Hilfe an, wenn sie mir angeboten wird, aber kümmere mich auch selbst um mich.

Was ist eine Depression?[5]

„Ich bin so depressiv heute", „Ich hab gerade mal wieder eine richtige Depri-Phase", „Das sind wirklich deprimierende Nachrichten" … Der Begriff Depression hat Eingang in die Alltagssprache gefunden, wir benutzen ihn häufig, um einen Zustand der Niedergeschlagenheit und Lustlosigkeit zu beschreiben. Aber natürlich ist es etwas anderes, einen schlechten Tag zu haben, an dem man sich niedergeschlagen und unmotiviert fühlt, als unter einer Depression zu leiden. Das eine ist völlig normal, das andere eine psychische Störung. Die Übergänge zwischen normalen Stimmungstiefs und einer depressiven Störung sind jedoch fließend und es ist gar nicht so einfach zu definieren, wo das eine aufhört und das andere anfängt. Weltweit bemühen sich Wissenschaftler – vor allem Ärzte und Psychologen – darum, möglichst präzise und objektiv festzulegen, was eine Depression ist und woran man sie erkennt. Die Erkenntnisse und Überlegungen führen zu sogenannten diagnostischen Kriterien: Angaben darüber, welche Veränderungen („Symptome") bei einem Betroffenen auftreten müssen und wie lange diese anhalten müssen, um von einer Depression zu sprechen.

Die wesentlichen Merkmale einer Depression sind demzufolge eine anhaltende starke Niedergeschlagenheit und der Verlust von Interesse oder Freude an Dingen und Aktivitäten. Hinzu kommen weitere Veränderungen, etwa eine Zu- oder Abnahme von Appetit und Körpergewicht, ein veränderter Schlaf-Wach-Rhythmus, Unruhe oder Verlangsamung, Erschöpfung, Wertlosigkeits- und Schuldgefühle, Schwierigkeiten, sich zu konzentrieren, klare Gedanken zu fassen und Entscheidungen zu treffen sowie Gedanken an den Tod – auch den durch eigene Hand. Wenn eine bestimmte Zahl von Symptomen länger als 14 Tage anhält, sprechen Experten von einer depressiven Episode.

Eine solche Episode kann ein einmaliges Ereignis sein, von dem sich die Betroffenen wieder vollständig erholen, allerdings wird das Depressivsein manchmal auch zu einem Dauerzustand: Von einer chronischen Depression sprechen die Fachleute, wenn die Depression

---

5 Die Angaben über Diagnosekriterien und statistische Häufigkeiten entstammen dem *Diagnostischen und Statistischen Manual Psychischer Störungen DSM-5* der American Psychiatric Association (2014).

länger als zwei Jahre anhält. Relativ viele Patienten machen mehrere depressive Phasen in ihrem Leben durch. Viele Menschen, die unter Depressionen leiden, haben zusätzlich andere psychische Störungen, etwa Angst- oder Zwangsstörungen oder Essstörungen. Ein kleiner Teil der Betroffenen, die depressive Phasen haben, kennt auch das Gegenteil: Phasen von gehobener Stimmung, überschießender Energie und einem überhöhten Selbstwertgefühl. In dem Fall spricht man von einer bipolaren Störung.

Depressionen sind weitverbreitet: In einem Zeitraum von 12 Monaten erleiden etwa sieben Prozent aller Menschen eine depressive Episode, der Großteil von ihnen erholt sich innerhalb von drei Monaten wieder, nach 12 Monaten sind vier von fünf Betroffenen nicht mehr depressiv. Frauen leiden deutlich häufiger an Depressionen als Männer, außerdem sind bestimmte Altersgruppen, z. B. junge Erwachsene, häufiger betroffen als andere.

Zwar lassen sich – z. B. in Zeitschriften oder im Internet – verschiedene Tests finden, mit denen sich Anhaltspunkte für das Vorliegen einer Depression bestimmen lassen, ob Sie jedoch an einer Depression im engeren Sinne leiden, kann nur ein Experte (z. B. ein Psychiater oder ein Psychotherapeut) beurteilen.

Im Folgenden stelle ich Ihnen eine Übung zum Thema Selbstanteilnahme vor. Nutzen Sie sie auch in Situationen, in denen Sie sich nicht besonders unglücklich fühlen. Sie werden immer irgendetwas finden, was belastend oder schmerzhaft ist. Natürlich ist Selbstanteilnahme ansonsten besonders in solchen Momenten gefragt, in denen es einem schlecht geht, man voller Angst, Schmerz, Trauer oder anderer schwieriger Gefühle ist oder sich einfach leer und wund fühlt.

Möglicherweise treten Schwierigkeiten auf, wenn Sie diese Übung durchführen. Vielleicht gelingt es Ihnen insgesamt nur wenig, sich darauf einzulassen oder Sie straucheln über bestimmte Aspekte. Keine Sorge, das ist am Anfang völlig normal. Weiter unten finden Sie noch einige Hinweise zu den möglichen Schwierigkeiten.

Es handelt sich um eine meditative Übung, wie Sie in diesem Buch noch weitere finden werden. Aber keine Angst! Sie müssen dazu nicht stundenlang regungslos in einer unbequemen Haltung auf einem harten Bänkchen verharren. Es reicht, wenn Sie sich einen ruhigen Platz suchen, an dem Sie möglichst ungestört sind. Ob Sie sich lieber hinsetzen oder hinlegen, bleibt Ihnen überlassen, vielleicht probieren Sie verschiedene Haltungen und Orte aus. Wenn Sie sich die Abfolge und den wesentlichen Inhalt der Übung gemerkt haben, können Sie sie auch in anderen Situationen, z.B. bei einer Busfahrt oder während eines Spaziergangs durchführen. Ich mache bewusst keine Zeitangaben. Ob Sie sich für die Übungen fünf, fünfzehn oder dreißig Minuten Zeit nehmen, ist von Ihnen und den Umständen abhängig. Wichtig ist jedoch, sich nicht zu hetzen, sondern sich Zeit zu lassen, und sich bewusst auf sich selbst zu konzentrieren.

Übung 1-1: Selbstanteilnahme

1. Atem
   Konzentrieren Sie sich zunächst auf den Atem. Lassen Sie den Atem fließen, versuchen Sie nicht, auf eine bestimmte Weise zu atmen, und achten einfach darauf, wie er in Ihren Körper hineinströmt und ihn wieder verlässt. Spüren Sie auch, wie sich Ihr Körper sanft im Rhythmus des Atems bewegt.
2. Bestimmung eines schwierigen Gefühls
   Spüren Sie in sich hinein, wohlwollend und interessiert, und fragen sich: Wie fühle ich mich jetzt in diesem Moment? Was tut mir gerade weh, was belastet und betrübt mich, was ist schmerzhaft oder schwer zu ertragen? Gibt es eine Traurigkeit, eine Angst, eine Sorge, einen Kummer, einen Schmerz, eine Missstimmung, ein inneres Wundsein? Fangen Sie nicht an, das Gefühl zu analysieren, zu erklären oder nach Lösungen zu suchen. Versuchen Sie, so gut wie möglich, das „reine" Gefühl selbst in den Fokus zu nehmen. Ihr Kopf mag Gedanken zu diesem Gefühl hervorbringen, Bewertungen, Begründungen, Vorhersagen und so weiter. Das darf alles sein, ist aber im Moment nicht wichtig.
3. Akzeptanz
   Widerstehen Sie der Neigung, etwas gegen das Gefühl zu unternehmen, um es loszuwerden. Das werden Sie vielleicht später tun – oder auch nicht –, aber jetzt im Moment gilt es, das Gefühl einfach so deutlich wie möglich wahrzunehmen und nichts anderes. Erlauben Sie sich selbst zu fühlen, was Sie fühlen, was auch immer es ist.

4. Freundlichkeit
   Seien Sie freundlich zu sich. Suchen Sie nach einer Geste, mit der Sie diese Freundlichkeit sich selbst gegenüber zum Ausdruck bringen können: eine Umarmung, ein Schulterklopfen, ein Streichen über den Arm, den Kopf, die Wange oder die Hand. Führen Sie diese Geste aus – entweder in Ihrer Vorstellung oder ganz real. Vielleicht fällt Ihnen ein kurzer mitfühlender Satz ein, den Sie sich sagen können. Vielleicht geht es besser mit Lauten (z. B. einem sanften Summen oder einem langgezogenen „Sch").
5. Fürsorglichkeit
   Überlegen Sie dann: Was können Sie in diesem Moment Ihres Lebens für sich selbst tun? Nicht, um den Schmerz loszuwerden, sondern um ihn besser ertragen zu können. Musik hören, sich ein Bad gönnen, einen Tee kochen, einen Spaziergang machen ... etwas in der Art. Achten Sie darauf, dass es Tätigkeiten sind, mit denen Sie sich nicht schaden. Ihre Fürsorglichkeit sich selbst gegenüber kann auch darin bestehen, dass Sie etwas tun, was Ihren persönlichen Vorstellungen davon entspricht, wie Sie Ihr Leben leben wollen. Etwas, was Sinn ergibt, womit Sie einen persönlichen Wert zur Geltung bringen können. Wenn es Ihnen etwas bedeutet, Ihren persönlichen Horizont zu erweitern, könnten Sie beispielsweise einen Dokumentarfilm anschauen oder in einem Sachbuch lesen. Wenn Ihnen Beziehungen am Herzen liegen, könnten Sie überlegen, womit Sie einem geliebten Menschen eine Freude machen könnten. Oder wenn Ihnen Kreativität wichtig ist, könnten Sie künstlerisch-gestaltend aktiv werden.

Selbstanteilnahme ist, wie ein Kind zu trösten. Einem Kind Trost zu spenden, das zum Beispiel hingefallen ist und sich das Knie aufgeschlagen hat, bedeutet nicht, ihm den Schmerz zu nehmen. Das ist nicht möglich und auch nicht nötig: Der Schmerz vergeht in der Regel von allein wieder. Diesem Kind Trost zu spenden bedeutet, sich ihm wohlwollend zuzuwenden (und nicht zu sagen: „Ach, was du schon wieder hast, bist selbst schuld, wieso bist du auch so gerannt!"). Es bedeutet, dem Kind zu erlauben zu fühlen, was es fühlt (und nicht zu sagen: „Jetzt stell dich nicht so an, da ist doch gar nichts"). Eine solche Zuwendung besteht vielleicht darin, ihm eine freundliche Geste zukommen zu lassen, es in den Arm zu nehmen, ihm über den Kopf zu streichen oder eine Hand auf den Arm zu legen. Und es umfasst natürlich auch Fürsorglichkeit in dem oben beschriebenen Sinne: Vielleicht möchte das Kind noch ein wenig gehalten werden, vielleicht kann man noch einmal auf die schmerzende Stelle „pusten", vielleicht ist es auch schon so weit, dass es wieder spielen gehen möchte.

Manche Psychotherapeuten sprechen von einem „inneren Kind", das jeder Mensch in sich trägt und um das man sich manchmal kümmern muss. Möglicherweise gefällt Ihnen die Vorstellung und hilft Ihnen, freundlicher und mitfühlender mit sich selbst umzugehen. Auf jeden Fall stimmt eines: Angst, Schmerz und Trauer fühlen sich für Dreißig- oder Sechzigjährige genauso an wie für Drei- oder Sechsjährige. Auch wenn wir als Erwachsene anders mit ihnen umgehen und gelernt haben, uns diese Gefühle nicht so anmerken zu lassen.

Welche Schwierigkeiten können bei dieser Übung auftreten?

Ich kann mich nicht konzentrieren. Möglicherweise fällt es Ihnen schwer, sich überhaupt auf eine Übung wie diese zu konzentrieren, vielleicht schießen ständig Gedanken quer oder Sie schweifen häufig ab. In diesem Fall sagen Sie sich nicht, dass Sie nicht abschweifen dürfen, das wird Ihnen nicht gelingen. Akzeptieren Sie, dass Ihre Gedanken wandern, machen Sie sich aber bewusst, wenn es passiert, und führen Sie sie dann immer wieder sanft wieder zum Thema der Übung zurück. Jedes Mal, wenn Sie den Faden verlieren, kommen Sie wieder zurück zur Übung. Schweifen Sie hundertmal ab, dann holen Sie sich hundertmal wieder zurück. Üben Sie bewusst, fokussiert zu sein – abzuschweifen – zu registrieren, dass Sie abgeschweift sind – zurückzukehren.

Ich muss das schmerzhafte Gefühl in den Griff bekommen. Vielleicht haben Sie auch Schwierigkeiten damit, das Gefühl zu akzeptieren. Möglicherweise sträubt sich etwas in Ihnen, schmerzhafte Gefühle zuzulassen, oder Sie glauben, man müsse auf jeden Fall gegen schwierige Gefühle angehen, weil sie sonst immer schlimmer würden und man die Kontrolle über sich und sein Leben verliere. Dann überlegen Sie einmal: Ist es wirklich möglich, seine Gefühle zu kontrollieren? Hat Ihr Kopf oder Ihr Herz einen Schalter, mit dem Sie das, was Sie fühlen, abstellen können? Kann es sein, dass sich Gefühle letztendlich gar nicht kontrollieren lassen und dass Versuche, es zu tun, von vornherein zum Scheitern verurteilt sind? Probieren Sie einfach einmal aus, welchen Effekt es hat, zu sagen: Nein, nein, nein, ich will dieses Gefühl nicht haben, ich bekämpfe es mit allen Mitteln. Drehen Sie bewusst eine „Gefühlskontrollrunde“, vielleicht nur ein paar Sekunden lang, vielleicht sogar einen ganzen Tag: Sobald Sie sich schlecht fühlen, versuchen Sie mit aller Macht, dagegen anzugehen. Reden Sie sich die negativen Gedanken aus, unterdrücken, betäuben Sie die Gefühle, weichen Sie allen unangenehmen Situationen aus, in denen Sie sich schlecht fühlen würden. Wie geht es Ihnen damit? Haben Sie Ihr Ziel – Ihre unangenehmen Gefühle in den Griff zu bekommen – erreicht? Und was können Sie außerdem über die Zeit sagen, die Sie im „Gefühlskontrollmodus“ verbracht haben? War es eine erfüllte, positive Zeit? Sind Sie der Vorstellung, wie Sie Ihr Leben leben wollen, nähergekommen – oder haben Sie sich eher davon entfernt?

Wechseln Sie dann zum Vergleich in einen Bereitschafts- und Akzeptanzmodus: In diesem Zustand nehmen Sie schwierige Gedanken und Gefühle schlicht zur Kenntnis, erkennen sie als solche an und akzeptieren sie.

Falls Ihnen eine solche Haltung zum jetzigen Zeitpunkt noch schwierig oder gar unmöglich erscheint, seien Sie beruhigt: Sie werden in diesem Buch noch weitere Hinweise und Übungen zum Thema Akzeptanz und Bereitschaft im Umgang mit schmerzhaften Gefühlen finden.

Ich habe keine Anteilnahme verdient. Möglicherweise hindern Sie bestimmte gedankliche Einstellungen daran, sich voll auf die Übung einzulassen, Gedanken wie „Trost und Freundlichkeit hab ich überhaupt nicht verdient“, „Ich muss streng zu mir sein, sonst verliere ich völlig die Kontrolle über mein Leben“ oder auch einfach „Das schaffe ich nie“. Vielleicht hilft Ihnen der folgende kleine Trick: Bedanken Sie sich bei Ihrem Verstand einfach für Ihren Gedanken: Vielen Dank, lieber Verstand, für diesen Gedanken! Und dann? Dann nichts. Dann machen Sie einfach weiter mit der Übung. Geht das? Und ob! Versuchen Sie es mal.

Ich muss hart und streng zu mir sein, sonst bekomme ich gar nichts mehr hin. Ihr Kopf lässt nicht locker und besteht darauf, dass Selbstanteilnahme dazu führen könnte, dass Sie zu nachgiebig mit sich selbst werden, unkritisch, undiszipliniert, selbstgefällig? Selbstanteilnahme bedeutet *nicht*, sich alles durchgehen zu lassen oder grundsätzlich damit aufzuhören, das eigene Verhalten kritisch unter die Lupe zu nehmen und sich darum zu bemühen, aus seinen Fehlern zu lernen. Der entscheidende Punkt hier ist der Unterschied zwischen Verhalten und Gefühlen. Sich anteilnehmend zu begegnen bedeutet, zu sich zu sagen: Ich darf fühlen, was ich fühle. Vielleicht muss ich mein *Verhalten* verändern und das kann mühselig sein, Angst machen oder mit anderen belastenden Gedanken oder Gefühlen verbunden sein. Wenn ich mit diesen Gedanken und Gefühlen nicht angemessen umgehen kann, werde ich zu diesen Veränderungen nicht in der Lage sein. Insofern ist es genau umgekehrt: Selbstanteilnahme ist kein Hindernis, sondern die Voraussetzung und Grundlage für Selbstkritik und Verhaltensänderung.

Ich weiß nicht, was mir guttut. Vielleicht fällt Ihnen auch nur wenig zum letzten Punkt der Übung ein, nämlich zu der Frage, was Ihnen in schwierigen Momenten guttun könnte oder welchen sinnvollen Aktivitäten Sie nachgehen könnten? Möglicherweise haben Sie solche Tätigkeiten in letzter Zeit völlig aus dem Blick verloren? Dann kramen Sie ein wenig in Ihrer Erinnerung. Was haben Sie früher für sich selbst getan? Womit haben Sie sich Freude bereitet, sich Entspannung und Erholung verschafft? Listen Sie unter der Überschrift „Selbstfürsorge" alle Aktivitäten auf, die Ihnen einfallen. Notieren Sie auch die Punkte, von denen Ihr Verstand sagt, dass das nicht klappen wird, dass Sie dazu keine Lust haben oder dass Sie es nicht genießen werden. Fragen Sie sich auch: Wer oder was ist eigentlich wichtig in meinem Leben? Und was könnte ich konkret tun, um mich auf diese Dinge oder Menschen zuzubewegen? Fällt Ihre Liste mit Antworten auf diese Fragen sehr kurz aus? Dann können Sie besonders davon profitieren, sich mit Ihren persönlichen Wertvorstellungen auseinanderzusetzen. Auch dazu werden Sie z.B. in den Kapiteln 5, 6 und 7 weitere Anregungen finden.

2
Den Blick nach innen richten

Im ersten Schritt des Programms wurden Sie ermutigt, etwas zu *verändern*, nämlich den Umgang mit sich selbst in Momenten, in denen es Ihnen schlecht geht. Sie haben geübt, nach innen zu schauen, schmerzhafte Gefühle erst einmal anzunehmen und freundlich zu sich selbst zu bleiben. Das klingt möglicherweise einfach, ist es aber für die meisten Menschen, die unter Depressionen leiden, nicht immer.

In folgendem Schritt geht es nun nicht darum, etwas zu verändern, sondern sich selbst genau zu beobachten. Das mag Sie enttäuschen. Sie haben sich für dieses Buch in erster Linie entschieden, weil Sie etwas *ändern* wollen: Sie wollen heraus aus der Depression und erhoffen und erwarten mehr Lebendigkeit und Lebensqualität – wie soll bloßes Beobachten da helfen? Falls Sie solche oder ähnliche Gedanken haben, sind Sie einerseits völlig im Recht. Allein durch Beobachtung wird sich Ihr Zustand nicht zum Besseren wenden, denn Sie müssen auch etwas ändern – Ihren Umgang mit sich selbst und möglicherweise auch Ihr Verhalten in bestimmten Situationen. Schließlich gilt: Wenn man tut, was man immer getan hat, dann kommt in der Regel auch das dabei heraus, was sonst auch immer das Ergebnis gewesen ist. Die Erkenntnis, dass es nicht nur ausreicht, sich über manche Dinge Klarheit zu verschaffen und ihren Ursachen auf den Grund zu gehen, sondern dass es nötig ist, ganz gezielt an bestimmten Verhaltensänderungen zu arbeiten, hat die Psychotherapie in den letzten Jahrzehnten völlig auf den Kopf gestellt, gerade auch im Hinblick auf die Behandlung von Depressionen.

Trotzdem bitte ich Sie zunächst um etwas Geduld und um die Bereitschaft, in diesem Schritt des Programms den Schwerpunkt auf das Beobachten zu legen. Ohne eine möglichst genaue Betrachtung droht der Wille, Dinge verändern zu wollen, zu einem heillosen Aktionismus zu führen. Das Verhältnis zwischen Beobachten und Verändern lässt sich folgendermaßen charakterisieren: Um eine Verbesserung herbeizuführen, sollte ich ein recht klares Bild davon haben, was ich eigentlich verändern möchte. Dieser deutliche Eindruck kann nur durch präzises Beobachten entstehen. Bin ich zu diesem Bild gelangt, heißt das aber andererseits noch nicht, dass ich weiß, welche Veränderung mich wohin führen wird. Beispielsweise haben Sie vielleicht durch Beobachtung feststellen können, dass Sie in emotional schwierigen Situationen sehr hart und unbarmherzig mit sich umgehen und dadurch immer tiefer in die Depression abgleiten. Hin und wieder haben Sie sich vorgenommen, dies zu ändern, und bewusst darauf geachtet, in solchen Momenten freundlicher und fürsorglicher zu sich zu sein. Dann lautet natürlich eine entscheidende Frage: Wozu führt dieser veränderte Umgang mit sich selbst? Welche Auswirkungen hat er auf Ihr Befinden, auf Ihre Fähigkeit, mit schwierigen Situationen in Ihrem Leben umzugehen und auf Ihre innere Freiheit, auch in solchen Momenten der Mensch zu sein, der Sie sein möchten? Hilft dieser neue Umgang mit sich selbst wirklich? Dies herauszufinden kann wie eine Belohnung wirken und Sie darin bestärken, auf diesem Weg fortzufahren. Erreichen Sie durch eine Veränderung das gewünschte Ziel nicht, müssen Sie sich etwas anderes einfallen lassen.

Vergleichen wir unser Leben beispielsweise mit der Situation eines Menschen, der ein guter Koch werden will. Dazu braucht er drei verschiedene Arten von Fähigkeiten:[6]

Natürlich muss ein Koch einiges über die Zubereitung von Speisen wissen und greift dazu auf bewährte Kochbücher und Rezepte zurück. Aber allein dadurch, dass er Rezepte sammelt und Kochbücher studiert, wird er noch kein guter Koch. Er muss all das in den Büchern und anderswo gesammelte Wissen in die Praxis umsetzen. Dazu braucht er einiges an Übung, insbesondere im Umgang mit seinem Material – den Lebensmitteln – und den Utensilien, die ihm zur Verfügung stehen. Aber selbst der technisch perfekte Lebensmittelverarbeiter mit den besten Rezepten ist noch kein guter Koch. Er muss darüber hinaus noch aus zwei weiteren Quellen schöpfen:

Zum einen muss er die Bereitschaft und die Fähigkeit haben, auch Dinge auszuprobieren, die nicht in seinen Büchern stehen. Er kann sich nicht alles erlesen, sondern muss seine eigenen Erfahrungen mit Lebensmitteln und Zubereitungsmethoden sammeln, vor allem, wenn ihm daran gelegen ist, auch improvisieren zu können und seinen eigenen Stil zu entwickeln.

6 Grundlage für die Koch-Metapher ist das DNA-V-Modell von Louise Hayes und Joseph Ciarrochi (Hayes & Ciarrochi, 2016).

Und schließlich muss er seine Zutaten und das, was mit ihnen im Prozess passiert, genau beobachten: Er muss mit den Augen sehen, mit den Händen fühlen, mit der Nase riechen, mit der Zunge schmecken und vielleicht manchmal sogar mit den Ohren hören, was sich in den Pfannen tut und welche Auswirkungen sein Tun auf sein Material hat.

Auch wir können bei der Gestaltung unseres Lebens auf diese drei Quellen zurückgreifen: Zum einen auf unser Wissen und unsere gedanklichen Fähigkeiten, die Welt zu analysieren, Pläne aufzustellen, Vorhersagen zu treffen und Probleme zu lösen. All diese Informationen sammeln wir in unseren „inneren Kochbüchern". Außerdem können wir experimentieren, ausprobieren, mit den Dingen „spielen" und auf diese Weise Neues entdecken und dazulernen. Und schließlich können wir unmittelbar beobachten, was in uns und unserem Leben gerade passiert, jetzt in diesem Moment. Wir können hören, sehen, schmecken, fühlen, riechen, unsere Umwelt betrachten und auf uns wirken lassen.

Kleine Kinder haben kaum irgendwelche Rezepte im Kopf. Bei ihnen stehen das Ausprobieren und Beobachten ganz im Vordergrund. Nach und nach beginnen sie dann, die Dinge, die sie erleben, auch sprachlich und gedanklich zu erfassen. Je älter sie werden, umso mehr übernimmt ihre „Denkmaschine" das Ruder. Spätestens wenn sie dann erwachsen sind, verfügen Sie über einen voll funktionsfähigen Verstand. Aber auch für uns Erwachsene beruht Lebenskunst auf einer guten Balance zwischen den gedanklichen Fähigkeiten (einschließlich unserer Rezeptesammlung), dem sinnlichen Erfassen und Beobachten dessen, was passiert, und dem Ausprobieren und spielerischen Umgang mit dem Geschehen. Wie ist es bei Ihnen? Besteht eine solche Balance zwischen Denken, Beobachten und Ausprobieren? Wie viel Platz hat in Ihrem Leben Ihr Verstand mit seiner „Rezeptesammlung"? Wie viel Zeit verbringen Sie damit, Probleme zu wälzen, Zusammenhänge zu analysieren, über Ursachen zu grübeln, alles zu bewerten und zu beurteilen, sich selbst oder andere zu kritisieren, Schuldige zu suchen, sich über die Zukunft Sorgen zu machen oder Antworten auf Fragen zu suchen wie: Was wäre passiert, wenn dies oder jenes in meinem Leben anders gelaufen wäre?

Und welchen Platz haben die anderen Quellen : das Wahrnehmen, Betrachten, Beobachten, Spüren, Schmecken, Lauschen, Auf-sich-Wirken-Lassen? Und das Ausprobieren, Experimentieren, Spielen mit den Möglichkeiten, das Einfach-Machen?

Bei den meisten Menschen, die unter Depressionen leiden, hat das Denken weitestgehend die Kontrolle übernommen – und zwar zulasten des Beobachtens und des Ausprobierens. Die Betroffenen verhalten sich wie der Koch, der nur noch Rezepte wälzt und Kochbücher liest. Falls er noch kocht, dann häufig mechanisch, ohne wirklich bei der Sache zu sein und ohne vom vertrauten Schema abzuweichen.

Ein wesentliches Ziel unseres Programms besteht darin, wieder ein Gleichgewicht herzustellen zwischen Denken, Beobachten und Ausprobieren, was in aller Regel bedeutet, weniger „im Kopf zu leben“. Das Ganze könnte man unter das Motto stellen: Raus aus dem Kopf und rein ins Leben![7]

Aus dem Gesagten ergibt sich, dass Sie sehr wahrscheinlich davon profitieren können, wenn Sie dem Beobachten wieder etwas mehr Raum in Ihrem Leben geben und sich Zeit dafür nehmen, Dinge, die in Ihrem Inneren und um Sie herum geschehen, einfach nur wahrzunehmen. Der Schwerpunkt liegt dabei auf dem Betrachten, dem Beobachten dessen, was jetzt ist. Weniger geht es darum, das, was Sie beobachten, zu analysieren, daraus Schlüsse zu ziehen, vorherzusagen, was als Nächstes passiert oder es auch nur zu bewerten. Ihr Kopf mag das mehr oder weniger automatisch tun – Hey, vielen Dank, lieber Verstand! –, aber Ihre Aufgabe besteht bei dieser Art von Übung darin, dem, was Ihre Denkmaschine da tut, keine besondere Bedeutung beizumessen, sondern weiterhin auf das, was Sie unmittelbar wahrnehmen, fokussiert zu bleiben. Ein Vergleich: Manche Fernsehsender blenden zusätzlich zum laufenden Programm Laufzeilen (einen „Newsticker“) ein, auf denen aktuelle Nachrichten gemeldet werden. Wir können unsere Aufmerksamkeit entweder auf diese Zeilen lenken oder versuchen, uns weiterhin auf die eigentliche Sendung zu konzentrieren. Auch unser Bewusstsein ist in gewisser Weise zweigeteilt: Bestimmte Eindrücke nehmen wir unmittelbar über unsere Sinne wahr – das wäre sozusagen die Sendung, die im Hauptteil des Bildschirms gezeigt wird. Und gleichzeitig verarbeitet unser Kopf das Geschehen, setzt es mit früher Erlebtem in Verbindung, analysiert und bewertet es. Das können wir nicht stoppen, ebenso wenig, wie wir den Newsticker im Fernsehen

7 *Get out of your mind and into your life* lautet der Titel eines Buches von Stephen Hayes, einem der Begründer der Akzeptanz- und Commitmenttherapie (Hayes & Smith, 2007).

einfach ausschalten können. Aber wir können versuchen, unsere Aufmerksamkeit gezielt zu lenken: Entweder auf die eigentliche Sendung oder auf das Laufband, entweder auf unsere unmittelbaren Wahrnehmungen oder auf die Gedanken darüber. Unsere Aufmerksamkeit ist sozusagen die Taschenlampe unseres Geistes. Sowohl in unserem Inneren als auch um uns herum passiert ständig etwas, es gibt eine Unzahl von Reizen, die auf uns einströmen. Aber wir sind dem nicht nur passiv ausgesetzt, sondern können auch aktiv beeinflussen, welchen Ereignissen oder Gedanken wir uns in einem bestimmten Moment zuwenden wollen und welchen nicht. Dieses Buch versetzt Sie in die Lage, Ihre innere Taschenlampe wieder in die Hand zu nehmen und bewusst auf diejenigen inneren und äußeren Eindrücke zu richten, die Ihnen helfen, mit sich und Ihren Schwierigkeiten besser umzugehen.

Sie bekommen in diesem Schritt zwei Beobachtungsaufgaben: Eine grundlegende Aufgabe besteht darin, Ihre Aufmerksamkeit auf ein scheinbar sehr simples Phänomen zu richten. Die zweite Aufgabe ist etwas anspruchsvoller, da das, was Sie beobachten, weniger klar definiert ist und außerdem in jedem Moment Ihres Alltags geschehen kann, also auch, wenn Sie nicht darauf vorbereitet sind. Doch der Reihe nach. Zunächst geht es darum, ein Geschehen zu beobachten, das erst einmal nicht besonders aufregend erscheint: Ihren Atem.

Den Fokus auf die Gegenwart richten

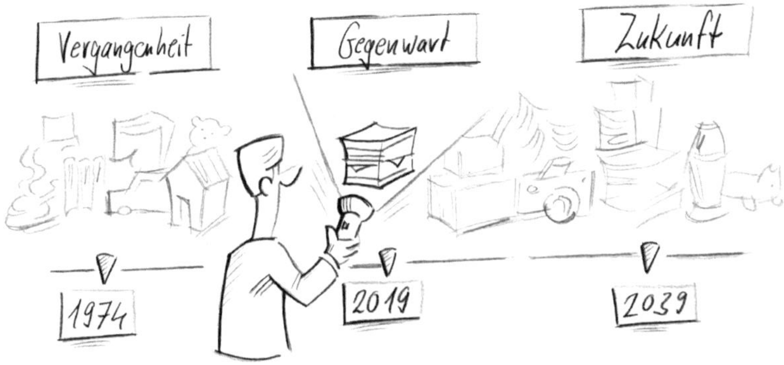

Unsere Aufmerksamkeit ist wie eine Taschenlampe, die wir gezielt auf bestimmte Aspekte unserer Umgebung und unseres Inneren richten können. Unser Kopf neigt dazu, sich viel mit Vergangenem und Zukünftigem zu befassen, dabei vernachlässigen wir oft die Gegenwart. Aber nur in der Gegenwart können wir lernen und handeln.

Das Leben findet jetzt statt, nicht erst, wenn ich alle meine Probleme verstanden oder gelöst habe.
Die Vergangenheit und die Zukunft gibt es nur in unseren Gedankenwelten. Das einzige, was wir wirklich haben, ist das Jetzt.

Was kann ich tun?

- Üben Sie, Ihre Aufmerksamkeit auf Dinge zu richten, die jetzt gerade passieren (Übungen 1-1, 2-1, 2-2 und 4-2).
- Werden Sie bewusst aktiv. Handeln geht immer nur in der Gegenwart (Übungen 8-1, 10-4, 11-1).

Übung 2-1: Beobachten des Atems

Setzen oder legen Sie sich hin, schließen die Augen und beobachten, wie es sich anfühlt zu atmen. Den Atem selbst verändern Sie nicht, Sie atmen also nicht besonders tief oder langsam. Vielmehr lassen Sie den Atem einfach fließen, lassen es einfach geschehen, dass die Luft in Ihren Körper hinein- und wieder herausströmt. Verfolgen Sie das Geschehen aufmerksam und so genau wie möglich. Achten Sie auf den Moment, in dem Ihre Lunge beginnt, die Luft aufzunehmen. Irgendwann hört das Einströmen auf, nach einer kleinen Pause geben Ihre Lungenflügel die Luft wieder ab. Sie strömt aus Ihrem Körper hinaus. Nach einer erneuten kleinen Pause setzt dann der nächste Atemzyklus ein. Wenn Sie diese Übung zum ersten Mal machen, werden Sie wahrscheinlich merken, dass es gar nicht so einfach ist, sich auf den Atem zu konzentrieren. Relativ schnell werden Sie feststellen, dass Sie abgeschweift sind: Ihre Aufmerksamkeit hat sich etwas anderem zugewandt. Auch wenn Sie immer noch genauso dasitzen wie zuvor und Ihnen von außen nichts anzumerken ist, beschäftigen Sie sich gedanklich mit ganz anderen Dingen. Gehen Sie davon aus, dass es passieren wird. Sie werden abschweifen, nicht nur einmal, sondern immer wieder. Verlangen Sie von sich nicht, zu verhindern, *dass* es geschieht, aber nehmen Sie sich vor, zu registrieren, *wenn* es geschieht. Und führen Sie dann Ihre Aufmerksamkeit wieder zum Atem zurück – immer wieder. Lenken Sie Ihren Fokus vom Newsticker wieder zurück zur Beobachtung des Atems, selbst wenn es schwerfällt. Die Informationen, die durch das Laufband ziehen, sind interessant, wichtig, spektakulär? Egal, später können Sie sich eventuell noch mit Ihnen beschäftigen. Jetzt wieder zurück zum Hauptprogramm! Zurück zum Atem. Einatmen. Pause. Ausatmen. Pause. Ein. Pause. Aus. Pause ... Registrieren, dass Sie abgeschweift sind. Kein Problem daraus machen. Einfach wieder zurück zum Atem, wo ist der gerade? Aha. Aus ... ein... aus ...

Nehmen Sie sich nicht zu viel vor. Halten Sie die Übungen eher kurz, z.B. zwei oder fünf Minuten. Seien Sie geduldig mit sich, insbesondere, wenn Sie in Momenten üben, in denen Sie unglücklich oder gestresst sind. Sie werden häufig abschweifen und möglicherweise zunächst nur langsam Erfolg erzielen. Vielleicht werden Sie an manchen Tagen eine deutliche Wirkung erfahren und merken, dass diese Übung Ihnen guttut. An anderen Tagen fühlen Sie sich im Anschluss vielleicht eher frustriert und unzufrieden. Halten Sie durch, denn es lohnt sich! Das ist jedenfalls die Erfahrung, die die meisten Menschen mit dieser Übung machen. Setzen Sie diese Aufgabe zu diesem Zeitpunkt nicht ein, um einen bestimmten Effekt zu erzielen, also z.B. um besser einschlafen zu können oder gegen quälendes Grübeln vorzugehen. Diese und ähnliche Übungen haben manchmal eine beruhigende Wirkung und helfen abzuschalten oder „runterzukommen". Dazu muss man sie jedoch gut beherrschen und oft mit anderen Elementen kombinieren, die Sie im weiteren Verlauf dieses Buches noch kennenlernen werden.

Hilfreich ist es allerdings, zusätzliche Aspekte des Atems in den Fokus zu nehmen und beispielsweise bewusst darauf zu achten, wie sich Ihr Körper im Rhythmus des Atems sanft bewegt, wie sich Ihr Atem anhört oder ob sich die Luft beim Einatmen anders anfühlt als beim Ausatmen, wenn sie durch die Nase entweicht.

Fällt es Ihnen sehr schwer, sich zu konzentrieren, können Sie sich die Aufgabe für den Anfang mit folgenden kleinen Hilfestellungen etwas erleichtern, die Sie jedoch später nach Möglichkeit wieder zurücknehmen sollten:

Begleiten Sie das Einatmen mit dem Wort „Ein" und das Ausatmen mit dem Wort „Aus". Sie können die Wörter ganz leise sagen, flüstern, oder sich auch einfach nur vorstellen. Eine andere Möglichkeit, leichter die Aufmerksamkeit auf dem Atem zu halten, besteht darin, die Atemzüge zu zählen. Versehen Sie jedes Ausatmen – wieder ausgesprochen oder nur in der Vorstellung – mit einer Zahl, beginnend mit eins. Einatmen ... „eins". Einatmen ... „zwei". Einatmen ... „drei". Und dann beginnen Sie wieder von vorn: Einatmen ... „eins". Einatmen... „zwei. Einatmen ... „drei" ...

Während es bei dieser Übung darum geht, eine Beobachterposition einzunehmen und beizubehalten bzw. sie immer wieder einzunehmen, ist das Ziel der zweiten Übung, nicht nur das Beobachten zu praktizieren, sondern darüber hinaus Informationen zu sammeln, die Sie möglicherweise im weiteren Verlauf dieses Programms noch gut gebrauchen können.

Betrachten Sie, was genau in solchen Momenten passiert, in denen Sie blockiert sind, in denen die Depression nach Ihnen greift und Macht über Ihr Denken, Fühlen und Handeln gewinnt. Was genau geht in solchen Momenten in Ihnen vor? Welche Gedanken gehen Ihnen durch den Kopf, welche Gefühle tauchen auf, welche körperlichen Empfindungen spüren Sie?

Diese Übung versetzt Sie in die Lage, auch in solchen schwierigen Momenten, in denen Sie sich vielleicht am liebsten von sich abwenden möchten, aus der Angst heraus, völlig im „Sumpf“ Ihrer Gedanken und Gefühle zu versinken, in eine Beobachterposition zu gehen. Dies stärkt an sich: Etwas, was wir bewusst beobachten, tut nicht unbedingt weniger weh, aber es wirkt auf eine gewisse Art weniger bedrohlich, da wir dadurch unser Ich stärken: *Hier* bin ich, der Beobachter, und *dort* sind all die Dinge, die ich in meinem Inneren wahrnehmen kann. Beobachter und Beobachtetes können nicht dasselbe sein. Oder anders ausgedrückt: Ich *habe* Gedanken und Gefühle, *bin* aber nicht meine Gedanken und Gefühle. Auch wenn diese Gedanken und Gefühle äußerst unangenehm und auch sehr intensiv sein können – mein Ich bleibt, was es ist, egal, was ich fühle, egal, was ich denke.

Möglicherweise können Sie an dieser Stelle noch nicht so viel mit diesen Erklärungen anfangen? Das ist ganz normal, machen Sie sich keine Sorgen. Auch wenn Sie sagen: „Das ist mir zu hoch, da bin ich raus“, können Sie die folgende Übung machen. Sehen Sie es ganz pragmatisch: Das, was in Ihrem Inneren passiert, passiert sowieso, ob Sie es beobachten oder nicht, dann können Sie es ruhig mal in Augenschein nehmen. Vielleicht können Sie dabei die eine oder andere nützliche Erkenntnis gewinnen.

Übung 2-2: An welchem Haken hänge ich gerade?

Diese Übung zielt darauf ab, dass Sie sich selbst in bestimmten schwierigen Momenten beobachten und sich bewusst machen, was gerade in Ihnen vorgeht. Gemeint sind solche Situationen, in denen Sie sich blockiert fühlen, Ihre Stimmung von „normal“ zu „depressiv“ (leer, bedrückt) kippt oder Sie auf einmal nicht mehr bei der Sache sind. Dabei machen Sie vielleicht einfach mit dem weiter, was Sie zuvor getan haben (z.B. eine E-Mail schreiben oder einen Film schauen), sind aber mit Ihren Gedanken auf einmal ganz woanders. Möglicherweise unterbrechen Sie auch Ihre Handlung, verhalten sich anders als sonst (beteiligen sich z.B. nicht mehr an einem Gespräch) oder schieben etwas auf, das Sie sich eigentlich vorgenommen hatten.

Stellen Sie sich einen Fisch im Wasser vor, der zunächst in eine bestimmte Richtung schwimmt, aber dann auf einmal nur noch herumzappelt und nicht mehr von der Stelle kommt. Was ist passiert? Am Ufer sitzt ein Angler, der seinen Köder ins Wasser hält – und der Fisch beißt an. Nun hängt er fest. Genauso ergeht es uns manchmal: Erst ist noch alles in Ordnung und wir tun, was wir wollen – und dann hängen wir auf einmal zappelnd an einem Haken und kommen nicht vor und nicht zurück. An welchem Haken hängen Sie typischerweise, wenn Sie depressiv sind? Das ist die Frage, die wir uns hier stellen. Dabei kann ein Haken aus einem bestimmten Gedanken bestehen, aus einem Gefühl oder aus einer körperlichen Reaktion.

Beobachten Sie sich in der nächsten Zeit in Situationen, in denen Sie „am Haken hängen", und machen sich Notizen mithilfe der **Tabelle 2-1**. Tragen Sie zu jeder Episode in die linke Spalte stichwortartig Ihre Gedanken oder Ihr Gefühl ein, also den Haken, an dem Sie hängen. Die rechte Spalte benutzen Sie, um kurz Ihre Reaktion zu skizzieren. Was konkret haben Sie getan, als Sie an dem Haken hingen? Damit kann sowohl inneres Verhalten gemeint sein, also beispielsweise Dinge wie Grübeln, Sich-Sorgen-Machen oder der Versuch, positiv zu denken, als auch äußeres Verhalten (das auch andere beobachten könnten): sich beispielsweise auf das Sofa zurückziehen, etwas trinken oder essen oder sich auf eine bestimmte Art und Weise anderen gegenüber verhalten (z.B. jammern, sich verschließen oder Streit anfangen).

Im Idealfall tragen Sie Ihre Beobachtungen sofort in die Tabelle ein. Wenn es die Umstände nicht erlauben, dann versuchen Sie, sich den Haken und Ihre Reaktion zu merken (vielleicht können Sie sich wenigstens eine kurze Notiz machen). Holen Sie die Eintragung später nach. Wie gesagt, Stichworte reichen aus, Sie brauchen keine Romane zu schreiben. Vielleicht genügt schon ein einziges Wort, zum Beispiel „wertlos", um den Haken zu charakterisieren. Wenn Sie mehr Platz benötigen, können Sie natürlich auch eine eigene Tabelle anfertigen.

Tabelle 2-1: An welchem Haken hänge ich?

Haken **Gedanke/Gefühl, das ich hatte, als ich festhing**	**Meine Reaktion** **Was ich dann getan habe (innerlich/äußerlich)**

Tabelle abrufbar unter www.hogrefe.ch/Downloads/Gib-dich-nicht-auf

3
Meinen Umgang mit Gefühlen näher anschauen

Haben Sie Ihre Beobachtungen aus der Übung in die Tabelle 2-1 eingetragen? Dann nehmen Sie sie noch einmal zur Hand und schauen sich die zweite Spalte an. Wie reagieren Sie, wenn Sie am Haken hängen? Was tun Sie dann? Sind Reaktionen dabei, mit denen Sie einen bestimmten Zweck verfolgen? Fragen Sie sich: *Wozu* tun Sie das, was Sie tun?

Meine Vermutung – aber schauen Sie selbst, ob es zutrifft – ist: Da ein Großteil der Gedanken und Gefühle, die den „Haken" ausmachen, negativ, belastend und schmerzhaft sind und weil es darüber hinaus auch schmerzhaft ist, zu erkennen, dass man an einem Haken hängt, könnte zumindest ein Teil Ihrer Reaktionen folgenden Zweck haben: dem Schmerz auszuweichen, die belastenden Gefühle und Gedanken abzustellen, nicht mehr zu fühlen, was Sie fühlen. Trifft das zu? Überlegen Sie einmal kurz, welche der Reaktionen, die Sie in die Tabelle 2-1 eingetragen haben, auf die Vermeidung oder Unterdrückung schmerzhafter Gefühle abzielen.

Diese Reaktionen können Sie dann gleich in die **Tabelle 3-1** eintragen. Die Übung 3-1 dient dazu, sich bewusst zu machen, auf welche Weise Sie versuchen, schwierige Gefühle und Gedanken zu bekämpfen. Vermutlich haben Sie im Laufe Ihres Lebens eine ganze Reihe von Strategien entwickelt, schwieriges inneres Erleben unter Kontrolle zu bekommen. Wie heißt es so schön: Not macht erfinderisch. Wenn unser Verstand mit körperlichem oder seelischem Schmerz konfrontiert wird, reagiert er oft auf zwei Weisen: Er bewertet, was er vorfindet, und falls die Bewertung negativ ausfällt, ergreift er Gegenmaßnahmen. In diesem Sinne ist unser Verstand ein „Kontrollfreak", dem es stets darum geht, Negatives loszuwerden oder in den Griff zu bekommen.

Übung 3-1: Meine Gefühlskontrollstrategien

Stellen Sie eine Liste zusammen mit Dingen, die Sie tun, um schmerzhafte, unangenehme Gefühle und Gedanken loszuwerden oder zumindest abzuschwächen. Dazu können Sie zurückgreifen auf Beobachtungen, die Sie in die Tabelle 2-1 eingetragen haben. Welche Reaktionen dienten dem Zweck, sich weniger schlecht zu fühlen? Überlegen Sie auch, was Sie in anderen Situationen tun, in denen Sie leiden, sich verletzt, ängstlich, traurig, hilflos, schuldig oder verzagt fühlen, oder um von vornherein zu vermeiden, dass dies passieren könnte.

Bemühen Sie sich darum, möglichst ehrlich zu sich zu sein. Vielleicht sind Ihnen manche Dinge, die Sie tun, um sich kurzfristig besser zu fühlen, peinlich. Schauen Sie, ob Sie sie trotzdem in die Liste eintragen, vielleicht mit Hilfe einer Abkürzung, die nur Sie kennen, wenn es Ihnen schwerfällt, es aufzuschreiben (oder Sie befürchten, irgendjemand könnte Ihre Notizen lesen). Ja, vielleicht fährt Ihr Verstand schwere Vorwürfe gegen Sie auf: „Was du da machst, geht *gar nicht*, das weißt du genau. Schämst du dich denn nicht?!"

Erinnern Sie sich? Vielen Dank, lieber Verstand für diesen Gedanken …

Tabelle 3-1: Meine Gefühlskontrollstrategien

Was tu ich, um schmerzhafte Gefühle und Gedanken in den Griff zu bekommen oder ihnen auszuweichen?

Tabelle abrufbar unter www.hogrefe.ch/Downloads/Gib-dich-nicht-auf

Jetzt haben Sie einen ersten Überblick über einige der Strategien, die Sie anwenden, um schwierige Gefühle wie z.B. Trauer, Schmerz, Angst oder auch Minderwertigkeitsgefühle bzw. Schuld- und Schamgefühle unter Kontrolle zu bekommen. Aber vermutlich ist die Liste noch nicht ganz vollständig. Oft ist uns nämlich gar nicht bewusst, dass es sich bei einem bestimmten Verhalten um eine Gefühlsvermeidungsstrategie handelt.

Im Folgenden finden Sie eine Beschreibung der typischen „Methoden", zu denen wir in unserem Bemühen, bestimmte Gedanken und Gefühle in den Griff zu bekommen, greifen. Lesen Sie sich diese Beschreibung durch und schauen Sie dann, ob einige der Dinge, die Sie dort finden, auch auf Sie zutreffen. Falls dies der Fall ist, ergänzen Sie Tabelle 3-1 mit Ihren persönlichen Kontrollstrategien. Wie bereits gesagt: Einen Teil der Verhaltensweisen sieht Ihr Verstand möglicherweise selbst sehr kritisch, verurteilt Sie vielleicht sogar dafür. In gewisser Weise stellt er Ihnen regelrecht eine Falle. Erst sagt er beispielsweise: „Dir geht's so schlecht, tu unbedingt dies oder jenes, dann geht's dir besser." Und hinterher, wenn Sie getan haben, was er Ihnen geraten hat, macht er Sie herunter: „Wie konntest du bloß!" Ziemlich unfair von ihm, finden Sie nicht? Der Verstand hat sicher Recht, manches von dem Verhalten, das darauf abzielt, sich kurzfristig besser zu fühlen, hat ungünstige „Nebenwirkungen", teils sogar extrem negative. Wollen Sie etwas an Ihren Problemen ändern, müssen Sie hier ansetzen. Darauf werden wir noch zurückkommen. Aber zunächst möchte ich Sie bitten, für diese Bestandsaufnahme etwas Nachsicht sich selbst gegenüber walten zu lassen und den Ist-Zustand zu beschreiben, ohne mit sich ins Gericht zu gehen. Das ist schon mutig und vielleicht sogar schmerzhaft genug. Möglicherweise hilft es Ihnen, es einfach so zu sehen: Sie holen sich da ab, wo Sie stehen, und dazu brauchen Sie zunächst eine möglichst präzise und nüchterne Bestandsaufnahme der Situation.

Lesen Sie sich die folgende Beschreibung typischer Gefühlskontrollstrategien durch und tragen diejenigen, die Sie bei sich selbst feststellen und die in der Tabelle noch fehlen, nach.

Typische Gefühlskontrollstrategien

Grübeln. Viele Menschen in depressiven Krisen verbringen viel Zeit damit, sich den Kopf über bestimmte, meist negative Aspekte ihres Lebens zu zermartern. Ihr Denken dreht sich dabei oft im Kreis, eine Lösung rückt nicht näher, sondern eher weiter weg. Auch ein solches Grübeln – obwohl nicht gerade besonders angenehm – dient oftmals der Kontrolle von Gefühlen. Wenn ich beispielsweise nach einer schmerzhaften Trennung die ganze Zeit darüber nachdenke, wie es dazu kommen konnte und wer schuld ist, können diese Gedanken dazu führen, dass Gefühle wie Schmerz, Trauer oder Wut weniger stark zu spüren sind, weil ich die ganze Zeit „im Kopf“ bin.

Tagträumereien. Während es meistens eher negative Gedankenschleifen sind, in denen sich depressive Menschen verlieren, schaffen es manche, die Gedanken in positive Bahnen zu lenken und malen sich eine schöne Zukunft aus, sie träumen von einem perfekten Leben, in dem sie glücklich, erfolgreich und beliebt sind.

Beschäftigung mit dem Tod. Ein besonderes Thema, um das die Gedanken depressiver Menschen häufig kreisen, ist der Tod. Auch dies kann ähnlich wie das Grübeln über andere Dinge ein Versuch sein, schmerzhaften Gefühlen auszuweichen. Selbst der Gedanke an Selbstmord kann als Versuch interpretiert werden, schmerzhafte Gefühle in den Griff zu bekommen.

Aufschieben von Unangenehmem. Erschöpfung und Antriebslosigkeit führen oft dazu, dass zu erledigende Aufgaben aufgeschoben werden. Kurzfristig kann das entlastend sein und dazu führen, dass z. B. Mühe und Anstrengung oder auch die Angst, etwas nicht zu schaffen, erst einmal wieder verschwinden.

Rückzug. Wer depressiv ist, fühlt sich oft verletzbar. Die Außenwelt wird als bedrohlich und feindselig erlebt, daraus folgt dann oft der Rückzug aus verschiedenen Bereichen des Lebens, insbesondere aus sozialen Beziehungen. Wir gehen nicht mehr auf andere zu, lehnen deren Kontaktangebote ab – ein Vorwand findet sich immer – und werden still und unnahbar.

Aggression. Manchmal werden wir nicht still und distanziert, wenn wir uns verletzbar fühlen, sondern eher reizbar, aggressiv und „ungenießbar". Wir meckern an anderen herum, machen sie hinter ihrem Rücken schlecht, drohen ihnen oder werden sogar handgreiflich.

Betäubung durch Substanzen. Zu den „Klassikern" der Gefühlskontrolle zählen Alkohol, Drogen und Tabletten. Diese können dazu eingesetzt werden, bestimmte Gefühle abzuschwächen oder zu betäuben bzw. durch andere Gefühle (z. B. rauschähnliche Zustände) zu überdecken.

Betäubung durch bestimmte Aktivitäten. Auch manche Aktivitäten können einen starken Einfluss auf unser Gefühlsleben haben und entsprechend dazu eingesetzt werden, schmerzhaftes Erleben unter Kontrolle zu bekommen. Typische Kandidaten für solche Aktivitäten sind Einkaufen, Glücksspiel, Sex, das Sich-Überessen, Aktivitäten, die mit einem hohen Risiko verbunden sind oder die Nutzung von PC, Handy und anderen Medien. Auch hinter exzessivem Arbeiten, Hungern, Sporttreiben oder Verletzungen, die man sich selbst zufügt, kann eine gefühlsvermeidende Absicht stehen.

Sich gefühllos machen. Manche Menschen haben in bestimmten – oft extrem schwierigen Situationen ihres Lebens – gelernt, sich gefühllos zu machen. Sie verlieren den Kontakt zu einem Teil ihres inneren Erlebens. Oft wird dieses „Aussteigen" allerdings nicht als Folge einer bewussten Entscheidung erlebt, sondern als etwas, was einfach passiert, ob man will oder nicht.

Perfektionismus. Die Tendenz, alles richtig machen zu wollen, höchste Maßstäbe an sich anzulegen und sich nicht die kleinste Unzulänglichkeit zu erlauben, kann eine Strategie darstellen, um tiefsitzende Selbstzweifel loszuwerden – oder auch gegen die Angst anzugehen, von anderen abgelehnt und zurückgewiesen zu werden.

Kapitulation. Das Gegenteil von Perfektionismus kann ebenfalls eingesetzt werden, um bestimmte Gefühle zu vermeiden. Ein Scheitern würde zu sehr wehtun, diesem Schmerz versuche ich aus dem Weg zu gehen, indem ich mir gar kein Ziel mehr setze, aufgebe, mich gehen lasse. Oder ich setze mir zwar Ziele, gebe mir jedoch keine Mühe, sie auch zu erreichen.

Rituale. Rituale können eine beruhigende, zumindest vorübergehend angstlösende oder auch tröstende Wirkung haben. Solche Rituale können die unterschiedlichste Form annehmen und sich rein auf gedanklicher Ebene abspielen (z.B. sich innerlich Gebete oder bestimmte Worte aufzusagen) oder auch im Verhalten äußern (wenn bestimmte Handlungen wie das Händewaschen oder das Nachprüfen, ob alles in Ordnung ist, stark ausgedehnt oder mehrfach wiederholt werden).

Harte Gefühle. Manchmal neigen wir dazu, „weiche" Gefühle wie Verletzbarkeit, Traurigkeit, Ängstlichkeit, Enttäuschung, die wir nicht mögen, durch „harte" Gefühle zu überdecken. Wer sich in Hass, Groll, Verachtung oder Empörung hineinsteigert, spürt möglicherweise die eigenen sensiblen Gefühle weniger.

Suche nach Sicherheit. Insbesondere wenn Ängste im Spiel sind, versuchen wir manchmal, uns zu beruhigen, indem wir Dinge tun, die scheinbar unsere Sicherheit erhöhen. Wir vermeiden etwa Situationen, die wir als bedrohlich einschätzen, sammeln unaufhörlich Informationen z.B. über mögliche Krankheiten, suchen einen Arzt nach dem anderen auf oder tragen Gegenstände mit uns herum, die uns „im Fall der Fälle" schützen sollen. Wir versuchen krampfhaft, anderen keinen Grund zur Kritik zu geben, oder bitten immer wieder andere, uns zu bestätigen, dass alles in Ordnung ist. All diese Verhaltensweisen erhöhen unsere tatsächliche Sicherheit kaum, sondern verschaffen uns – wenn überhaupt – nur kurzfristig ein Gefühl von Sicherheit. Dafür zahlen wir jedoch in der Regel einen hohen Preis.

So weit der Überblick über eine Auswahl typischer Gefühlsvermeidungsstrategien. Unser Kopf ist unglaublich erfinderisch, wenn es darum geht, Kontrolle auszuüben. Insbesondere im Bereich der zwischenmenschlichen Beziehungen gibt es eine Reihe von Verhaltensmustern, die entstanden sind oder fortbestehen, weil sich mit ihrer Hilfe bestimmte schmerzhafte Gefühle in den Griff bekommen lassen – zumindest kurzfristig.

Einige Menschen suchen verzweifelt nach Anerkennung oder auch nur Aufmerksamkeit von außen, manche versuchen eher sich völlig zu verstecken. Manche klammern sich an andere, andere stoßen jeden von sich weg, der ihnen zu nahe kommt. Es gibt Menschen, die zwanghaft versuchen, alles richtig zu machen, andere halten sich an gar keine Regeln oder Beschränkungen. Einige geben jede Verantwortung ab und wollen alles von anderen abgesegnet bekommen, während andere rücksichtslos nur noch „ihr Ding" machen. Überlegen Sie, ob es sich bei bestimmten Verhaltensweisen, die Sie häufig anderen Personen gegenüber an den Tag legen, im Grunde genommen um Gefühlskontrollstrategien handelt.

Nutzen Sie die folgende Woche, um mindestens einmal am Tag die Liste mit Ihren Kontrollstrategien zur Hand zu nehmen. Lassen Sie den Tag Revue passieren und überlegen Sie, was Sie in Momenten getan haben, in denen es Ihnen nicht gut ging, bzw. mit welchen Strategien Sie versucht haben, das Aufkommen schmerzhafter Gefühle zu verhindern. Tragen Sie alle entsprechenden Verhaltensweisen ein, die Ihnen auffallen und die noch nicht auf Ihrer Liste stehen.

4 Gefühle annehmen

Der dritte Schritt hat Ihnen hoffentlich mehr Klarheit darüber verschafft, was Sie tun, um schmerzhafte Gedanken und Gefühle unter Kontrolle zu bekommen. Im nächsten Schritt geht es darum, diese Strategien hinsichtlich ihrer positiven und negativen Folgen zu beurteilen. Dazu sollten Sie sich für jede Gefühlskontrollstrategie zwei Fragen stellen.

1. Funktioniert die Strategie, erfüllt sie ihren Zweck? Anders gefragt: Erreichen Sie mit ihrer Hilfe Ihr Ziel? Schaffen Sie es, mit dem, was Sie tun, schwierige Gefühle tatsächlich in den Griff zu bekommen? Und zwar kurzfristig wie langfristig?
2. Die zweite Frage ist mindestens ebenso wichtig: Zahlen Sie einen Preis für die Anwendung dieser Strategie? Hat sie Nebenwirkungen? Hat es – kurzfristig oder langfristig – negative Folgen, wenn Sie auf diese Weise versuchen, negative Gefühle in den Griff zu bekommen?

Beantworten Sie diese Fragen so ehrlich wie möglich. Es ist nicht grundsätzlich falsch, etwas gegen schmerzhafte Gefühle zu tun. Viele Dinge, die wir tun, wenn es uns schlecht geht, funktionieren durchaus, zumindest ein bisschen und sind in ihren Konsequenzen harmlos – oder sogar günstig für unser Wohlbefinden. Wenn ich traurig bin oder mich mit einem Problem herumschlage und ich verabrede mich mit einer Freundin, um mich auszusprechen oder um auf andere Gedanken zu kommen, kann es durchaus sein, dass ich hinterher nicht mehr so traurig bin. Entscheide ich mich, eine halbe Stunde durch den Wald zu laufen, weil ich die Erfahrung gemacht habe, dass mir das guttut, dann ist das positiv. Dazu kommt in dem ersten Fall noch, dass ich die Beziehung zu der Freundin vertieft habe, und im zweiten, dass ich etwas für meine Gesundheit getan habe. Ich kann für beide Strategien also die erste Frage mit Ja beantworten – ja, es hat funktioniert – und die zweite Frage mit Nein – nein, es hatte keine negativen Auswirkungen.

Dies gilt allerdings nicht für alle Strategien. Viele Handlungen, die dazu dienen, etwas Schmerzhaftes, Unangenehmes nicht fühlen zu müssen, wirken erstens nicht wirklich oder höchstens kurzfristig und haben zweitens eher negative als positive Auswirkungen auf uns bzw. unsere Lebensqualität.

Übung 4-1: Meine Strategien unter der Lupe

Nehmen Sie die wichtigsten Gefühlskontrollstrategien unter die Lupe, die Sie bei sich feststellen können. Sie können dazu **Tabelle 4-1** nutzen. Tragen Sie in der linken Spalte die Strategien ein. Bewerten Sie dann mithilfe der nächsten beiden Spalten, wie gut die jeweilige Strategie funktioniert. Nutzen Sie dafür eine Skala von 1 bis 5. Fünf Punkte vergeben Sie, wenn die Strategie perfekt funktioniert und Sie damit schwierige Gedanken oder Gefühle vollständig in den Griff bekommen. Ein Punkt bedeutet, die Strategie funktioniert überhaupt nicht. Die übrigen Zahlen vergeben Sie, wenn die Strategie entweder ein wenig (2), teilweise (3) oder recht gut (4) funktioniert. Unterscheiden Sie noch zwischen der kurzfristigen und der langfristigen Wirkung. Wie sieht es aus, nachdem der unmittelbare Effekt der Strategie abgeklungen ist? Kehrt das Gefühl bald wieder zurück, möglichweise stärker als zuvor?

In der vorletzten Spalte tragen Sie bitte ein, welche ungünstigen Nebenwirkungen diese Strategie hat. Welchen Preis zahlen Sie dafür, dass Sie sich beispielsweise zurückziehen, dass Sie zu viel Alkohol trinken, dass Sie nur noch über das Leben nachdenken, anstatt es zu leben? Beschreiben Sie diesen Preis (falls es einen gibt) stichwortartig und schätzen Sie dann wieder mit Hilfe einer Skala von 1 bis 5 ein, wie gravierend diese Nebenwirkungen sind, d.h. wie sehr sie Ihre Lebensqualität beeinträchtigen. Eine 5 bedeutet: Die Nebenwirkungen sind sehr massiv, eine 1 bedeutet, dass es keine negativen Nebenwirkungen gibt.

Tabelle 4-1: Meine Strategien unter der Lupe

Strategie zur Gefühlskontrolle	Funktioniert kurzfristig (1–5)	Funktioniert langfristig (1–5)	Nebenwirkungen	Wie gravierend (1–5)

Tabelle abrufbar unter www.hogrefe.ch/Downloads/Gib-dich-nicht-auf

Zu welchem Schluss kommen Sie, wenn Sie sich in der Übersicht anschauen, was Sie alles tun, um schwierige Gefühle und Gedanken in den Griff zu bekommen? Möglicherweise sind es sehr unterschiedliche Dinge, vielleicht ist es auch immer wieder dasselbe. Es ist wahrscheinlich, dass Sie dazu einigen Aufwand betreiben oder betrieben haben. Selbst wenn Ihre Strategie zuletzt darin bestand, gar nichts mehr zu tun, sondern allem zu entsagen und weitgehend passiv zu bleiben, so ist auch das eine Strategie.

Man kann also sagen, dass Sie viel dafür getan haben und tun, um schmerzhaftes Erleben unter Kontrolle zu bekommen. Es ist, als seien Sie in ein Gefühlsloch gefallen und säßen dort nicht tatenlos herum, sondern hätten ein Werkzeug benutzt, das Sie dabei hatten – eine Schaufel. Als hätte man Ihnen beigebracht: Wenn du irgendein Problem im Leben hast, nimm die Schaufel, das hilft immer. Die Schaufel lässt sich mit einem Teil Ihres Verstandes vergleichen. Dieser ist dafür zuständig, bei auftretenden Problemen nach der Ursache zu fragen und dann zu versuchen, das Problem aus der Welt zu schaffen. Schaufeln sind wunderbare Hilfsmittel – in manchen Situationen. Aber sie helfen nicht, wenn man in einem Loch sitzt. Dann gräbt man sich mit der Schaufel nur noch tiefer hinein.

Sie haben also viel dafür getan, aus dem Loch herauszukommen, manches hat vielleicht sogar kurzfristig geholfen, aber dann sind Sie doch wieder hineingerutscht – weil Ihre Strategien nicht nachhaltig gewirkt haben oder die negativen Folgen zu einschneidend waren. Sich einzugestehen, dass etwas, was man lange versucht hat, wirkungslos war oder sogar schädlich, ist nicht einfach. Es kostet Überwindung, diese Schaufel loszulassen. Wie soll es denn dann weitergehen? Und doch gilt: Solange ich weitergrabe, habe ich die Hände nicht frei, um etwas anderes zu probieren – und das Loch wird immer tiefer.

Hoffnung ist eine Medaille mit zwei Seiten. Die Hoffnung darauf, dass sich Probleme lösen lassen, dass man lernen kann, mit bestimmten Belastungen umzugehen, dass unerträglich erscheinender Schmerz sich verändert, dass sich Dinge zum Positiven wenden können und es einem irgendwann wieder besser geht, ist etwas Positives und Stärkendes. Ohne einen Funken dieser Hoffnung würden Sie wahrscheinlich dieses Buch nicht lesen und hätten bereits aufgegeben. Aber die Hoffnung, *auf eine bestimmte Weise ein Ziel erreichen zu können*, kann eine Sackgasse sein. Diese Hoffnung kann dazu führen, dass wir immer wieder mit demselben Kopf gegen dieselbe Wand laufen oder immer weiterschaufeln, obwohl das Loch, in dem wir sitzen, dadurch noch tiefer wird. Eine solche Hoffnung gilt es loszulassen, auch wenn es verunsichert und auch wenn es wehtut, sich einzugestehen, dass man viel Zeit und Kraft in etwas investiert hat, was keine Aussicht auf Erfolg hat.

Sind Sie bereit, an diesem Punkt Ihres Lebens die Schaufel loszulassen und auf einem anderen Weg zu versuchen, aus dem Loch herauszukommen, in das Sie gefallen sind? Worin könnte dieser Weg bestehen, werden Sie fragen. Was gibt es denn überhaupt für andere Möglichkeiten, mit meinem Schmerz, meiner Angst, meiner Traurigkeit und all dem anderen, was mich belastet und mir wehtut, umzugehen?

Akzeptanz der eigenen Gefühle

Vielleicht ahnen Sie schon, wie die Antwort ausfällt. Wenn jeder Versuch, etwas in den Griff zu bekommen, zum Scheitern verurteilt ist, dann sind entsprechende Bemühungen einfach sinnlos. Was man nicht loswerden kann, gilt es anzunehmen, zu akzeptieren. Ich kann mich auf den Kopf stellen, es wird nicht aufhören zu regnen, nur weil ich es will. Ein Regenschirm und wasserfeste Kleidung können hilfreich sein, aber den Regen muss ich akzeptieren. Ich muss akzeptieren, dass ich als menschliches Wesen Gefühle habe, auch schmerzhafte, unangenehme, quälende. Diese Gefühle können mich zum Beispiel darauf hinweisen, dass es in meinem Leben Probleme gibt, mit denen ich mich beschäftigen sollte. *Aber sie sind nicht selbst ein Problem, das es loszuwerden oder zu lösen gilt.* Das ist das große Missverständnis unseres Verstandes: Er ist dazu da, Probleme zu lösen, und nicht dazu, die emotionalen Begleiterscheinungen von schwierigen Situationen unter Kontrolle zu bekommen. Wenn der Verstand dies versucht, funktioniert er wie ein Immunsystem, das sich, anstatt unwillkommene Erreger von außen zu bekämpfen, gegen den eigenen Körper richtet. Genau dies passiert bei Autoimmunerkrankungen. In gewisser Weise sind Depressionen und andere psychische Störungen mit ihnen zu vergleichen. Ein für bestimmte Situationen sehr nützliches Abwehrsystem wendet sich auf einmal gegen einen Gegner, für den es nicht gemacht ist, und richtet dann großen Schaden an.

Schmutziges versus sauberes Leid

Ist in diesem Kapitel viel von der Akzeptanz von Gefühlen die Rede, stellt sich die Frage, ob es letztendlich darum geht, das Depressivsein als solches zu akzeptieren. Muss man einfach hinnehmen, dass man zu Depressionen neigt, eben zu den Menschen gehört, die hin und wieder in einen depressiven Zustand hineinrutschen? Dies lässt sich nicht pauschal beantworten. Einigen Patienten hilft diese Sichtweise, sie sagen sich zum Beispiel: „Mein Vater und meine Großmutter hatten auch depressive Phasen, das ist erblich, da kann man nicht viel machen. Es dauert halt seine Zeit und dann komme ich auch wieder da heraus." Sinnvoll ist es auf jeden Fall, die Depressionen anzuerkennen, die man in der Vergangenheit gehabt hat und auch erst einmal anzunehmen, dass es einem gerade jetzt so geht, wie es einem geht. Alles andere wäre widersinnig. Für manche Betroffenen mag es in Ordnung zu sein, darauf zu setzen, dass sich die Depression von allein oder z.B. auch durch medikamentöse Behandlung wieder bessert. Andere leiden so sehr unter ihrem Zustand oder sehen solche negativen Folgen für sich selbst oder andere, dass sie aktiv dagegen angehen wollen. Hilfreich ist dabei, zwei Arten von Leid voneinander zu unterscheiden: Natürliches Leid und selbst gemachtes Leid. Das natürliche Leid entsteht, wenn man sich als menschliches Wesen auf das Leben einlässt, Entscheidungen trifft, sich Ziele setzt, mit anderen in Beziehung tritt und bestimmte Richtungen verfolgt. Früher oder später wird man enttäuscht und frustriert, ist verunsichert, erlebt Verluste und Niederlagen, fürchtet sich vor schmerzhaften Ereignissen – kurz: man leidet. Dies ist das natürliche Leid, sauberes Leid könnte man es auch nennen.

Eine andere Art des Leids – das schmutzige, selbstgemachte – entsteht, wenn wir nicht bereit sind, natürliches Leid zu akzeptieren, sondern dagegen ankämpfen. Dazu gehören die Einsamkeit, die wir spüren, wenn wir uns vor anderen zurückziehen, oder die innere Leere, wenn wir uns von der Welt abwenden. Es zeigen sich unterschiedliche körperliche, seelische und soziale Folgen, wenn wir uns mit Alkohol, anderen Substanzen oder bestimmten Aktivitäten betäuben. Unnötige Konflikte, Misstrauen, Kränkungen und Entfremdung entstehen daraus, dass wir es nicht aushalten, mit unseren wunden Punkten in Berührung zu kommen. Dem sauberen Leid können wir nicht aus dem Weg gehen, aber je mehr es uns gelingt, es anzunehmen, anstatt dagegen anzukämpfen, umso weniger schmutziges Leid entsteht. Wie wir das schaffen können – darum geht es in diesem Buch.

Akzeptanz ist das Gegenteil von Kontrolle. Was ich nicht in den Griff bekommen kann, sollte ich annehmen. Mit Dingen, die sich nicht ändern lassen, muss ich mich abfinden. Das mag erst einmal einleuchten. Vor allem, wenn man sich klarmacht, dass das Gegenteil von Akzeptanz, nämlich die Kontrolle viel Kraft und Zeit kostet. Damit werden die Dinge nicht nur nicht zum Besseren gewendet, sondern zum Teil noch verschlimmert. Ich komme durch mein Graben nicht nur nicht aus dem Loch heraus, sondern es wird sogar noch tiefer.

Um es noch einmal ganz klar zu sagen: Die Akzeptanz, die hier gemeint ist, bezieht sich auf das Innenleben: auf Gefühle und Gedanken, Erinnerungen, Impulse und ihre körperlichen Begleiterscheinungen. Es geht nicht darum, äußere Situationen, die prinzipiell veränderbar sind, einfach hinzunehmen. Akzeptanz – oder die Bereitschaft, ein schwieriges Gefühl zu haben – ist sogar oft die Voraussetzung dafür, etwas zum Besseren zu verändern. Es kann z. B. beängstigend sein, zu versuchen, eine unhaltbare Situation zu verändern, sich etwa gegen eine ungerechte Behandlung zu wehren oder sich aus einer destruktiven Beziehung zu lösen. Bin ich nicht bereit, diese Angst zu spüren, kann ich diesen schwierigen Weg nicht gehen. Die Akzeptanz bezieht sich auch nicht auf das eigene Verhalten. Seinen Ärger anzunehmen heißt nicht, dass man sich herausnimmt, andere Menschen aggressiv zu behandeln. Angst zu akzeptieren bedeutet auch nicht, Situationen aus dem Weg zu gehen, vor denen man sich fürchtet. Niedergeschlagen und bedrückt zu sein und es zu akzeptieren ist nicht gleichbedeutend damit, in Passivität zu versinken. Es gilt, seine Gefühle zu akzeptieren. Aber: Gefühle sind keine Ursachen für Handeln. Ich kann mich über jemanden ärgern *und* ihm dennoch mit Respekt gegenübertreten. Ich kann Angst vor dem Zahnarzt haben *und* dennoch zur Behandlung gehen. Ich kann mich niedergeschlagen und lustlos fühlen *und* mich dennoch aufraffen und zum Sport gehen.

Vielleicht „meckert" jetzt etwas in Ihnen. „Wenn das immer so einfach wäre! Zum Sport zu gehen, wenn es mir so unglaublich schlecht geht. Oder meine Finger vom Alkohol zu lassen, wenn der Druck so groß ist. Oder respektvoll mit anderen umzugehen, wenn ich mich über sie ärgere."

Stopp! Ich habe nicht gesagt, dass es einfach wäre. Ich weiß, dass es das nicht ist. Aber es ist möglich. Es gibt einen grundlegenden Unterschied zwischen dem Fühlen und dem Tun. Ich kann tun, was ich will. Aber ich kann nicht fühlen, was ich will. Das „Richtige" zu tun, ist nicht immer einfach, aber es ist möglich, denn prinzipiell haben wir die innere Freiheit, uns für das Richtige zu entscheiden. Auch wenn wir uns dessen nicht immer bewusst sind und manchmal denken, dass wir erst dann tun können, was wir wollen, wenn wir bestimmte Gefühle oder Gedanken losgeworden sind. „Es muss mir erst einmal besser gehen, dann kann ich etwas an mir, meinem Verhalten und meinem Leben ändern“, so lauten die Gedanken in einer depressiven Krise, manchmal ist es jedoch genau anders herum: Man muss erst einmal etwas ändern an seinem Verhalten und seinem Leben – und dann kann es einem auch wieder besser gehen.

Und in der Zwischenzeit? Was machen wir mit den schmerzhaften Gefühlen? Was bedeutet Akzeptanz – außer, dass ich aufhöre zu versuchen, meine Gefühle zu kontrollieren? Akzeptanz bedeutet erst einmal, etwas Bestimmtes *nicht* mehr zu tun. Also nicht mehr mit bestimmten Strategien gegen Gefühle anzukämpfen, sie zu überdecken, zu betäuben, zu vermeiden. Doch eine positive, heilsame Akzeptanz geht darüber hinaus: Sie besteht darin, eine völlig andere Haltung gegenüber den eigenen Gefühlen und Gedanken einzunehmen.

Lassen Sie es mich so beschreiben: Ich kann mit meinen Gefühlen so umgehen, als befände ich mich in einer Werkstatt. Dort werden Dinge zusammengeschraubt oder auseinandergenommen, abgewandelt, auf Fehler untersucht, korrigiert, repariert. Das alles dient einem ganz bestimmten Ziel: Etwas Nützliches soll entweder produziert oder wieder in einen funktionstüchtigen Zustand versetzt werden. Mithilfe von Know-how und entsprechenden Werkzeugen werden bestimmte vorgegebene Ziele erreicht (oder auch nicht, aber jedenfalls angestrebt). Kurz: Es wird gearbeitet. Werkstätten sind etwas Wunderbares. Dank ihnen verfügen wir über unterschiedlichste Dinge, die unser Leben bereichern und angenehmer machen. Aber für den Umgang mit Gefühlen ist die Werkstatt kein gutes Bild. Hier passt besser eine andere Metapher, nämlich ein Museumsbesuch. Im Museum geht es nicht darum, die Objekte, die dort ausgestellt sind, zu verändern, zu verbessern oder überhaupt erst herzustellen. Wir fangen nicht an, die Ausstellungsstücke zu bearbeiten, malen nicht in den Bildern herum, die dort hängen, oder tun sonst irgendetwas, was die Exponate selbst verändern würde. Im Museum geht es einfach darum, die Dinge zu betrachten und auf uns wirken zu lassen. Wir mögen es gut finden, was wir sehen, oder nicht so gut. Wir machen uns Gedanken über die Ausstellungsstücke, aber wir verändern sie nicht. Wenn wir etwas verändern, ist es unsere Haltung ihnen gegenüber. Wir gehen vielleicht einmal näher heran, um ein Detail eingehend zu betrachten, dann vergrößern wir wieder den Abstand, um einen Gesamteindruck zu bekommen. Und irgendwann wenden wir uns von dem Exponat ab und nehmen ein anderes in Augenschein.

Seine Gefühle zu akzeptieren bedeutet, sie im „Museumsmodus" zu beobachten, anstatt den „Werkstattmodus" anzuwenden, also zu versuchen, an ihnen zu arbeiten. Folgende Übung hilft Ihnen dabei, Ihren Gefühlen gegenüber eine betrachtende und akzeptierende Haltung einzunehmen – den „Museumsmodus" zu aktivieren.

Gefühle akzeptieren

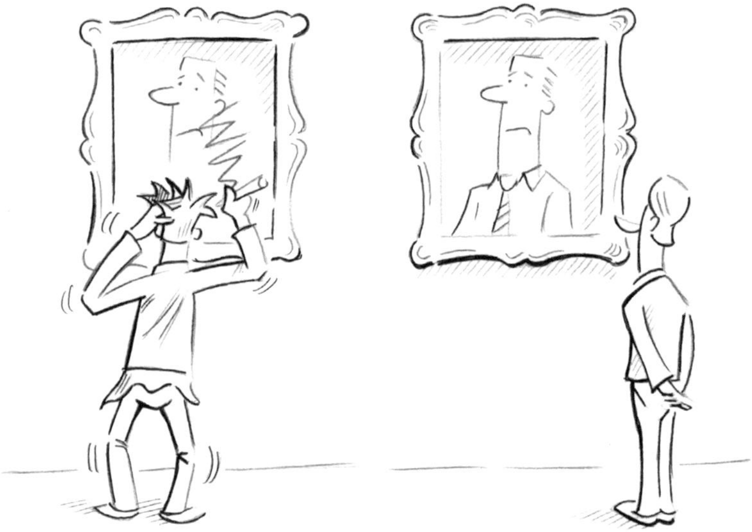

Unseren Gefühlen sollten wir begegnen wie Ausstellungsstücken in einem Museum. Wir verändern sie nicht, sondern betrachten sie einfach.

Versuche, deine Gefühle zu kontrollieren, und du verlierst womöglich die Kontrolle über dein Leben.
Gefühle, die wir nicht akzeptieren, schießen zurück.
Für unsere Gefühle gilt: Du kriegst gerade die, die du nicht haben willst.
Gefühle sind keine Probleme, die es zu lösen gilt.

Was kann ich tun?

- Üben Sie sich in Selbstanteilnahme (Übung 1-1).
- Machen Sie sich Ihre Gefühlskontrollstrategien bewusst (Übung 3-1) und stellen sie auf den Prüfstand (Übung 4-1).
- Lernen Sie, Gefühle einfach zu beschreiben, anstatt sie zu analysieren oder zu bewerten (Übung 4-2).
- Machen Sie sich bewusst, durch welche Gefühle Sie sich daran hindern lassen, Dinge zu tun, die Ihnen wichtig sind (Übungen 8-1, 8-2 und 8-3).
- Üben Sie, aus einem Aber ein Und zu machen (Übungen 10-1 und 10-2).

Übung 4-2: Physikalisierung

Nehmen Sie sich einen Moment Zeit, um in sich hineinzuspüren. Vielleicht schließen Sie die Augen dabei. Wie geht es Ihnen in diesem Moment? Können Sie ein bestimmtes Gefühl wahrnehmen, eine Emotion, eine Stimmung? Etwas in Richtung Besorgnis, Angst? Bedrücktheit, Trauer? Ärger, Wut? Scham, Schuld? Ekel, Abscheu? Natürlich kann es auch ein angenehmes Gefühl sein: Freude, Hoffnung, Zufriedenheit. Es muss kein intensives Gefühl sein, vielleicht ist es ein blasses, kleines Gefühl, nur ein Anflug von Emotion. Erzwingen Sie nichts. Wenn Sie gerade gar kein Gefühl spüren, schauen Sie, ob es eine körperliche Empfindung gibt, die Sie wahrnehmen können. Ein Druck zum Beispiel, ein Kribbeln, eine Spannung, eine Benommenheit oder ein Gefühl von Wärme oder Kälte in einer bestimmten Körperpartie.

Stellen Sie sich dann vor, Sie könnten dieses Gefühl oder diese Empfindung aus sich herausnehmen – nicht um sie loszuwerden, sondern um sie genau anzuschauen. Wenn dieses Gefühl ein Objekt wäre, ein Gegenstand mit all den Eigenschaften, die Gegenstände haben, was wäre es? Nehmen Sie sich etwas Zeit und beantworten Sie nach und nach die folgenden Fragen:

- Wie groß ist das Gefühl? Als Richtschnur können Sie Ihre eigene Körpergröße nehmen. Wenn es Sie komplett ausfüllen würde, wenn da nichts anderes wäre als dieses Gefühl, dann wäre es genauso groß wie Sie. Zeigen Sie ungefähr mit den Armen und Händen, wie groß das Gefühl ist.
- Welche Farbe hat das Gefühl?
- Welche Gestalt hat es? Ist es eher rund oder eckig? Hat es eine klare geometrische Form, etwa die einer Kugel oder eines Würfels? Oder hat es irgendeine andere Form?
- Wenn Sie es anfassen könnten, wie würde es sich anfühlen? Welche Temperatur hätte es? Wäre es warm oder kalt? Welche Konsistenz – weich, hart? Wie würde sich die Oberfläche anfühlen – glatt, rau, irgendwie strukturiert?
- Wie schwer ist das Gefühl?

Nachdem Sie das Gefühl beschrieben haben, legen Sie es in Ihrer Vorstellung sanft vor sich ab und schauen, ob es noch ein weiteres Gefühl gibt, das Sie in diesem Moment in sich wahrnehmen können. Wenn ja, nehmen Sie auch dieses Gefühl aus sich heraus und beschreiben es, als wäre es ein Gegenstand. Falls es noch weitere Gefühle gibt, wiederholen Sie dieses Vorgehen noch ein- bis zweimal.

Schließen Sie diese Übung nun damit ab, dass Sie die Gefühle, die Sie zuvor aus sich herausgenommen haben, nun ganz bewusst wieder in sich aufnehmen. Sollte sich etwas in Ihnen sträuben, ein Gefühl – insbesondere ein schmerzhaftes, unangenehmes – wieder in sich aufzunehmen, helfen Ihnen möglicherweise folgende Vorstellungen:

- Es sind Ihre Gefühle, sie gehören zu Ihnen. Ihre Gefühle sind für Sie gemacht – und Sie sind für Ihre Gefühle gemacht. Wo sollen sie sonst hin? Stellen Sie sich vor, Sie haben ein Kind, das zum Spielen hinausgeht. Irgendwann kommt es zurück. Es klingelt an der Tür, Sie öffnen – und sehen die Bescherung: Vielleicht ist es von oben bis unten verdreckt oder es hat sich die Hose zerrissen, eventuell ist es verheult oder stinkwütend, oder es hat ein blutendes Knie. Was tun Sie, wenn Sie Ihr Kind so sehen? Schicken Sie es weg? Natürlich nicht. Betrachten Sie Ihre Gefühle wie Ihre Kinder – sie gehören zu Ihnen.
- Vielleicht denken Sie, ich habe keinen Platz für diese Gefühle. Aber stimmt das? Ist der Platz in unserem Herzen nicht unendlich groß? So groß wie das Universum? Was wir fühlen und erleben können, kennt keine Grenzen. Es ist immer noch Platz für ein zusätzliches Gefühl da. Zur Not müssen die anderen ein bisschen näher zusammenrücken.

5
Erkennen, was mir wichtig ist

In Schritt 4 ging es darum, dass es womöglich keine gute Idee ist, sich in seinem Leben von folgender Frage leiten zu lassen: Wie schaffe ich es, so wenig schmerzhafte, unangenehme Gefühle wie möglich zu haben? Gefühlskontrolle hat zwei erhebliche Schwierigkeiten: Erstens funktioniert sie oft gar nicht oder nur sehr begrenzt, denn bestimmte Gefühle holen uns immer wieder ein. Und zweitens zahlen wir möglicherweise einen hohen Preis für unsere Bemühungen um Gefühlskontrolle, im Extremfall den höchsten, den es gibt: unser Leben selbst. Man könnte es auch so ausdrücken: Versuche, deine Gefühle unter Kontrolle zu bekommen, und du verlierst die Kontrolle über dein Leben.

Aber wie sollen wir unser Leben leben, wenn nicht nach der Maxime, Schmerz und anderen negativen Gefühlen aus dem Weg zu gehen? Was kann uns sonst leiten? Wie wäre es mit folgender Antwort? Wenn es nicht funktioniert, sich *von etwas weg*zubewegen, insbesondere dann, wenn das, wovon ich mich entfernen will, unangenehme und schmerzhafte Gefühle sind, dann besteht die bessere Alternative vielleicht darin, sich *auf etwas zu*zubewegen.

Alles, was ich tu, jede einzelne Handlung, kann ich danach einordnen, ob diese Handlung eine Annäherung an etwas darstellt, was mir erstrebenswert erscheint („hin zu"), oder dazu dient, einer bestimmten Sache aus dem Weg zu gehen („weg von"). Wenn Sie möchten, gehen Sie ein paar Beispiele durch. Was haben Sie heute schon alles getan? Wollten Sie dadurch etwas Bestimmtes (vor allem ein unangenehmes Gefühl) vermeiden oder loswerden? Oder wollten Sie eher etwas Positives für sich zu erreichen? Manchmal liegt die Antwort auf der Hand, manchmal ist es komplizierter. Es gibt auch Dinge, die zu einem Teil der Kontrolle von Gefühlen dienen und zu einem anderen eine Möglichkeit darstellen, sich auf etwas zuzubewegen, was einem wichtig ist. Nehmen wir das Beispiel einer Studentin, die schlechte Laune hat, weil sie durch eine Prüfung gefallen ist.

Sie ruft eine Freundin an und verabredet sich mit ihr für einen Kinoabend. Sie tut dies zum Teil als Weg-von-Bewegung (um von ihrer schlechten Stimmung wegzukommen), aber auch, weil gemeinsame Unternehmungen mit ihrer Freundin und das Anschauen eines interessanten Films für sie etwas Positives ist, auf das sie sich damit hinbewegt.

Viele Patienten, die unter Depressionen leiden, tun nur noch wenig, um sich auf etwas zuzubewegen. Sie leben weitgehend in einem Weg-von-Modus. Ihr Kopf kreist ausschließlich um die Frage: Wie werde ich diese verdammten Gefühle los? Dabei tritt eine andere Frage oft ganz in den Hintergrund, nämlich die: Was ist mir eigentlich wichtig im Leben und was könnte ich tun, um mein Leben so zu gestalten, dass das, was mir wichtig ist, auch darin vorkommt? Wenn wir keine Möglichkeit finden, schmerzhafte Gefühle loszuwerden, uns aber auch nicht mehr auf Positives und Sinnvolles ausrichten, verfallen wir immer weiter in Passivität: Wir tun immer weniger – und machen deshalb auch immer weniger positive Erfahrungen, wodurch sich unser Befinden noch weiter verschlechtert. Es entsteht ein Teufelskreis. Für viele Betroffene ist es eine große Herausforderung, aber eben auch eine große Chance, überhaupt wieder aktiv zu werden, wieder am Leben teilzuhaben, sich Ziele zu setzen, sich etwas vorzunehmen und es auch umzusetzen – und dadurch die Leere in sich zu füllen und auf längere Sicht wieder zufriedener mit sich und ihrem Leben zu werden.

„Können vor Lachen“, werden Sie vielleicht denken. „Ich weiß ja, ich soll etwas unternehmen, was mir guttut, soll mich nicht so hängen lassen. Den Rat habe ich schon öfter gehört. Wenn es so einfach wäre, dann bräuchte ich dieses Buch nicht zu lesen.“ Sie haben recht. Es ist für einen depressiven Menschen, der in Passivität verfallen ist, alles andere als einfach, wieder aktiver zu werden. Einige Barrieren gilt es zu überwinden, darauf werden wir noch zurückkommen. Allerdings gibt es auch Betroffene, die zwar ziemlich aktiv sind, sich aber trotzdem innerlich leer und verzweifelt fühlen und ihre Existenz als sinnlos erleben. Einige setzen sich durchaus Ziele und arbeiten beharrlich daran – aber dann verfallen sie gerade nach dem Erreichen eines Zieles in tiefe Depressionen, anstatt sich an den Früchten ihres Erfolges zu erfreuen.

Einfach nur aktiv sein, sich *irgendwelche* Ziele zu setzen und sie dann abzuhaken, ist also nicht unbedingt ein Weg aus einer Depression. Auch der Rat, etwas zu tun, was einem Spaß macht, führt oft nicht weiter. Vielen Menschen, die depressiv sind, macht kaum noch etwas Spaß, das ist ja gerade ihr Problem – oder zumindest ein Teil davon. Möglicherweise tun sie dann etwas, von dem sie denken, dass es ihnen Spaß machen müsste, empfinden aber eben keinen Genuss dabei und sind hinterher nur noch frustrierter.

Das eigentliche Problem für viele Depressive besteht darin, dass sie den Kontakt zu dem, was für sie erfüllend, bereichernd und sinnvoll sein kann, verloren haben. Dies kann auf mehreren Ursachen beruhen: Manche Betroffene haben in Zeiten, in denen sie nicht depressiv waren, durchaus gewusst, was ihnen wichtig war, und Möglichkeiten gefunden, ihr Leben entsprechend zu gestalten. Dann hat ein Ereignis ihr Leben durcheinandergebracht und auf einmal war es nicht mehr möglich, ihre Vorstellungen von dem, was ein gut gelebtes Leben bedeutet, umzusetzen. Insbesondere geschieht dies, wenn die Veränderungen mit Verlusten einhergehen, z.B. eine einschränkende Erkrankung, Arbeitslosigkeit oder das Ende einer Beziehung. Auch weniger dramatische Belastungen, Kränkungen und andere Probleme können sich summieren und mit psychischem Leid einhergehen, das so schmerzhaft sein kann, dass die Bekämpfung dieses Leids ganz in den Vordergrund tritt – und das Positive und Erstrebenswerte immer weiter aus dem Blick gerät.

Einige Menschen wissen allerdings auch nicht, was Sie eigentlich wollen. Sie haben es vielleicht gar nicht gelernt, sich diese Frage überhaupt zu stellen. Diejenigen müssen überhaupt erst einmal entdecken, wie ihre Wünsche lauten, worauf sie selbst Wert legen. Sollte dies auf Sie zutreffen, dann können Sie sehr davon profitieren, sich näher damit zu beschäftigen, was Ihnen persönlich wichtig ist. Sie werden in diesem und in den weiteren Kapiteln Anregungen bekommen, die Ihnen dabei helfen, Ihre Werte herauszufinden.

Grundsätzlich kann jeder Mensch davon profitieren, sich mit seinen persönlichen Vorstellungen von einem gut gelebten Leben zu beschäftigen. Diese Ideen sind wie ein Kompass, auf den man hin und wieder schauen kann, um zu überprüfen, ob man noch in der richtigen Richtung unterwegs ist. Ein solcher Kompass ist vor allem dann wichtig, wenn man sich im Dickicht des Lebens – des äußeren Lebens und des eigenen Innenlebens – verlaufen hat. Aber Achtung! Es kann wehtun, sich damit zu beschäftigen, was einem wirklich wichtig ist. Denn immer da, wo wir etwas wichtig finden, sind wir auch verletzbar. Fragen wir uns, worauf wir in unserem Leben Wert legen, können Erinnerungen an vergangene Misserfolge, Zurückweisungen und andere negative Erfahrungen mit solchen „Herzensangelegenheiten" in unser Bewusstsein treten und schmerzen. Wehtun kann auch die Erkenntnis, dass eine ziemlich große Diskrepanz zwischen dem, was ich mir eigentlich für mein Leben wünsche, und dem, wie mein Leben tatsächlich aussieht, besteht. Daher können Sie bei der Auseinandersetzung mit Ihren persönlichen Wertvorstellungen hin und wieder eine Extraportion Selbstanteilnahme gebrauchen.

Geht es darum, sich in seinem Leben mehr auf das zuzubewegen, was wirklich zählt, ist es hilfreich, zwischen Zielen und Werten zu unterscheiden. Ein *Ziel* ist etwas, auf das ich hinarbeiten kann. Wenn ich mir ein Ziel setze, kann ich irgendwann sagen, ob ich es erreicht habe oder nicht. Ziele bestimmen mein Handeln über eine kürzere oder auch längere Zeit, irgendwann hake ich sie dann ab. *Werte* sind allgemeiner, mit Werten beschreibe ich eher allgemeine Vorstellungen davon, was mir in meinem Leben wichtig ist und wovon ich mich in meinem Handeln leiten lassen möchte. Sie hake ich nicht irgendwann als erreicht oder nicht erreicht ab, wie das bei Zielen möglich ist. Aus Werten kann ich vielmehr immer wieder neue Ziele ableiten. Betrachtet man das Leben als einen Weg, dann geben mir meine Werte die Richtung vor, die ich einschlage. Ein Ziel ist wie ein Punkt auf diesem Weg, den ich z. B. innerhalb einer bestimmten Zeit erreichen will. Je nachdem, ob alles so klappt, wie ich es mir vorgestellt habe, erreiche ich es – oder auch nicht. Und dann kann ich mir wieder ein neues Ziel setzen.

Ziele sind wichtig, aber sie sind nicht alles. Die Gefahr besteht darin, dass es falsche Zielvorstellungen sein können, falsch nicht nur in dem Sinne, dass sie beispielsweise unrealistisch sind. Das kann ein Problem darstellen, muss es aber nicht unbedingt. Manche Menschen setzen sich Ziele, die extrem schwer zu erreichen sind und stecken sehr viel Mühe und Arbeit in die Verfolgung solcher Vorhaben. Und sie sind, selbst wenn sie scheitern, trotzdem zufrieden damit, sich sagen zu können: Es hat vielleicht nicht funktioniert, aber ich habe dafür gebrannt und bin froh, dass ich es zumindest versucht habe. Viel problematischer kann es sein, dass die Ziele nicht wirklich selbst gewählt sind und nichts mit dem zu tun haben, was einem persönlich wirklich wichtig ist.

Machen wir es etwas konkreter und schauen uns ein paar Beispiele für Werte und Ziele an. Im beruflichen Bereich legt beispielsweise jemand

Wert darauf, seine Aufgaben verantwortungsbewusst zu erledigen oder zu Kollegen respektvolle und wertschätzende Beziehungen zu pflegen. Ein Ziel besteht darin, einen bestimmten Bericht innerhalb der vorgegebenen Zeit fertigzustellen oder bei nächster Gelegenheit das Gespräch mit einem Kollegen zu suchen, um ihn nach seiner Meinung zu einer bestimmten Angelegenheit zu fragen. Im Bereich der privaten Beziehungen kann ein Wert darin bestehen, sich liebevoll um einen pflegebedürftigen Angehörigen zu kümmern, und ein damit verbundenes Ziel, diesem beim nächsten Besuch ein kleines Geschenk mitzubringen. In einer Liebesbeziehung legt vielleicht jemand Wert darauf, eine für beide Partner genussvolle Nähe zu erleben, ein Ziel wäre es, den anderen am kommenden Abend zu verführen. Ein anderer Wert, der den Bereich Lernen und persönliche Weiterentwicklung betrifft, kann beispielsweise lauten, über das Weltgeschehen informiert zu sein. Jemand, dem dieser Wert etwas bedeutet, könnte sich vornehmen, sich am kommenden Wochenende gründlich mit der Sonntagsausgabe einer Tageszeitung zu befassen.

Übung 5-1: Werte-Brainstorming

Nehmen Sie sich an dieser Stelle Zeit, um die folgenden Fragen in einer Art Brainstorming zu beantworten. Es kommt weder auf Vollständigkeit noch auf druckreife Formulierungen an. Sie tun das nur für sich, es verpflichtet Sie zu nichts. Sie müssen keinen zusammenhängenden Text schreiben, einzelne Stichwörter oder Sätze reichen.

Wer oder was ist Ihnen wichtig in Ihrem Leben? Was bedeutet für Sie ein gutes Leben? Worauf legen Sie Wert?

Wie ist es Ihnen ergangen mit dieser Übung? Sind Ihnen viele Gedanken gekommen? Ist ein relativ umfassendes und klares Bild entstanden von dem, was Ihnen wichtig ist im Leben? Oder war es sehr schwer, irgendwelche Werte zu benennen? Vielleicht benötigen Sie etwas mehr Zeit und Hilfestellung, um sich Klarheit über Ihre Werte zu verschaffen.

Bevor wir weiter auf die Werte und auf die Möglichkeiten, sie sich bewusst zu machen, eingehen, hier noch ein kleiner Hinweis: Wir mögen nicht alle ein klares Bild davon haben, worauf *wir selbst* eigentlich Wert legen, wissen aber meist ziemlich genau, was *andere* von uns erwarten. Wir haben ein Gefühl dafür, worauf wir in den Augen anderer Wert legen sollten. In unserer Kultur herrschen bestimmte Vorstellungen darüber vor, was richtig und falsch ist und an welchen Maßstäben wir uns als Einzelne orientieren sollten. Die meisten Menschen tun in ihrem Leben viel, um von anderen anerkannt zu werden und gut mit ihnen auszukommen. Dies sind dann Dinge, auf die wir nicht unbedingt selbst Wert legen, sondern sie sind Mittel zum Zweck. An dieser Stelle soll es aber um die Dinge gehen, auf die Sie selbst Wert legen. Schauen Sie sich daher noch einmal die Punkte an, die bei Ihrem Werte-Brainstorming herausgekommen sind, und fragen Sie sich bei jedem einzelnen: Würde ich auf diese Sache auch dann Wert legen, wenn niemand etwas davon erfahren würde oder wenn es all denen, die davon erführen, völlig egal wäre? Lautet die Antwort auf diese Frage nein, dann streichen Sie bitte diesen Punkt aus der Liste. (Was nicht heißt, dass es schlechte Motive wären und Sie sich nicht an diesen Werten orientieren sollten. Aber es sind eben nicht Ihre eigenen Wertvorstellungen, Dinge, die Sie persönlich zufrieden machen und erfüllen können.)

Nun die entscheidende Frage: Wie viel bleibt übrig auf der Liste Ihrer Werte? Haben Sie den Eindruck, dass das, was Sie auf Ihrer Liste stehen haben, ausreicht, um Ihnen als Kompass zu dienen? Es kommt nicht darauf an, dass es möglichst viele Stichpunkte sind. Einige Menschen widmen ihr ganzes Leben einem einzigen Wert, was riskant, aber zumindest für manche in bestimmten Situationen das Richtige ist. Die meisten orientieren sich an mehreren Werten, die ihnen wichtig sind, und sie verteilen ihre Zeit und Energie auf unterschiedliche Lebens- und Wertebereiche. Also, wie gesagt: Es müssen nicht viele Werte sein, aber solche, die Ihnen wirklich etwas bedeuten und an denen Sie sich unter Ihren aktuellen Lebensumständen orientieren können. Habe ich auf meiner Liste allein den Wert stehen, meinen Kindern ein guter Vater zu sein, diese aber bereits vor Jahren aus dem Elternhaus ausgezogen sind und weitgehend ihr eigenes Leben führen, ist dieser Wert allein nicht tragend. Dann brauche ich vermutlich noch einen oder mehrere andere. Eine Möglichkeit besteht dann darin, einen solchen Wert allgemeiner zu fassen, das heißt weniger an eine bestimmte Situation gebunden. Also, was macht es aus, ein guter Vater zu sein? Beispielsweise andere Menschen dabei zu unterstützen, ihre Persönlichkeit zu entfalten, mit anderen Nähe und Verbundenheit zu erleben oder fürsorglich zu sein. Wenn ich Werte, die ich mit dem Vatersein verbunden habe, auf diese Weise verallgemeinere, eröffnen sich neue Möglichkeiten, diese Werte im Rahmen anderer Situationen zu leben. Das gilt beispielsweise auch für eine Angestellte, die viel Wert darauf legt, eine verantwortungsbewusste Mitarbeiterin und gute Kollegin zu sein – und dann arbeitslos wird.

Die folgende Übung kann Ihnen dabei helfen, mehr Klarheit über Ihre persönlichen Wertvorstellungen zu gewinnen.

Mir klarmachen, was wirklich zählt

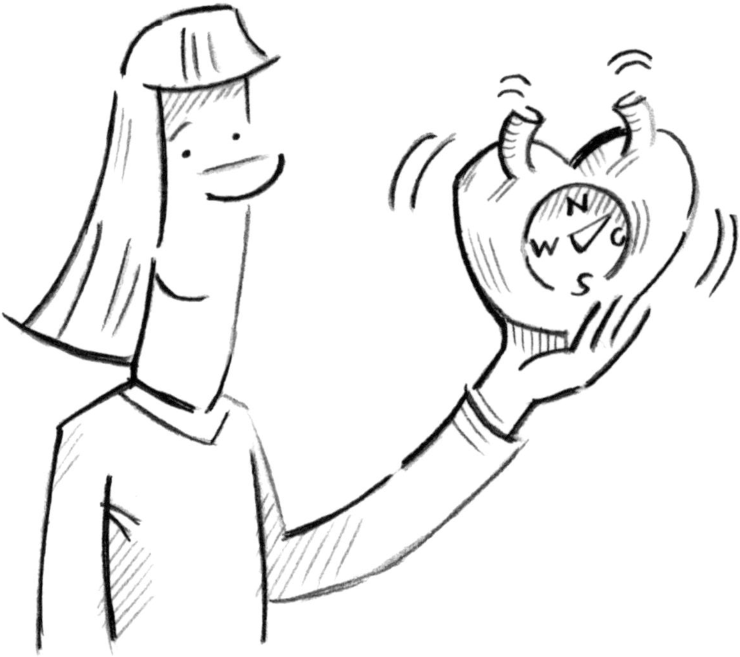

Wenn wir uns leer und gleichgültig fühlen, sind wir nicht mehr in Kontakt mit unseren Herzensangelegenheiten. Aber ein erfülltes Leben zu führen ist nur möglich, wenn wir wissen, was uns wirklich wichtig ist. Unsere Gefühle stehen in Zusammenhang mit unseren Werten – und unsere Werte können ein Kompass sein, gerade in schwierigen Zeiten.

Frage dich nicht, wie du dich fühlen willst. Frage dich, wie du leben willst.
Ziele können erreicht oder verfehlt werden und sind dann abgehakt. Werte bleiben.
Werte sind wie eine Richtung, die ich einschlagen kann, Ziele sind Etappen auf dem Weg.

Was kann ich tun?

- Überlegen Sie, was Ihnen wirklich wichtig ist im Leben (Übungen 5-1, 5-2).
- Führen Sie ein Wertetagebuch (Übung 6-1).
- Fragen Sie sich, welche Werte Sie in verschiedenen Lebensbereichen haben (Übung 7-1).
- Bleiben Sie in Kontakt mit Ihren persönlichen Werten (Übung 12-1).

Übung 5-2: Zwölf Impulse für mehr Werteklarheit

Hier finden Sie zwölf Fragen, die auf ganz unterschiedlichen Wegen in dieselbe Richtung führen, nämlich zu Ihren persönlichen Vorstellungen von einem gut gelebten Leben. Gehen Sie die Fragen durch und beantworten sie in ganzen Sätzen oder auch stichpunktartig. Überlegen Sie dann in einem zweiten Schritt, was Ihre Antworten darüber aussagen, wer oder was Ihnen im Leben wichtig ist. Neu entdeckte Werte können Sie zusätzlich in die Liste aus der Übung 5-1 eintragen. Sie müssen nicht unbedingt alle Fragen bearbeiten, falls Sie mit einigen von ihnen nichts anfangen können.

1. Wie würden Sie die nächste Woche gestalten, wenn Sie wüssten, es wäre Ihre letzte?
   Vielleicht müssen Sie bei dem Gedanken erst einmal schlucken. Das dürfen Sie. Und dann überlegen Sie bitte und nennen mindestens fünf Dinge, die Sie an Ihren letzten Tagen tun würden.
2. Haben Sie ein Lieblingsbuch? Einen Lieblingsfilm? Eine Lieblingsserie? Was daran gefällt Ihnen besonders?
3. Wann sind Sie bisher in Ihrem Leben richtig glücklich oder zufrieden gewesen? Was war es, das Sie glücklich gemacht hat? Was war kostbar und wertvoll?
   Vielleicht kommen Ihnen längere Phasen in den Sinn, vielleicht auch besondere Momente in Ihrem Leben. Wenn Sie sich die Zeit nehmen möchten, können Sie auch verschiedene Lebensabschnitte anschauen (Kindheit, Jugend, frühes Erwachsenenalter usw.) und sich fragen, was es in diesen Abschnitten an Positivem und Erfüllendem in Ihrem Leben gab.
4. Was heißt es für Sie, gut mit sich selbst umzugehen?
   Vielleicht wundert es Sie, hier diese Frage zu finden. Bei Werten denken viele Menschen vor allem daran, wie man andere behandeln soll. Man geht aber immer auch mit sich selbst um und trägt ebenso Verantwortung für das eigene Wohlergehen. Auch im Bereich der Selbstfürsorge kann man Werte formulieren.
5. Wofür sind Sie dankbar in Ihrem Leben?
   Dankbar können Sie für Dinge sein, die Ihnen in Ihrem Leben zuteil geworden sind, Menschen, die Sie kennengelernt haben, aber auch für Errungenschaften, die Sie sich selbst erarbeiten konnten.

6. Wann waren Sie in letzter Zeit gerührt?
   Erinnern Sie sich? Gab es einen Moment oder vielleicht auch mehrere, in denen Sie eine Gänsehaut bekommen haben oder in denen Ihre Augen feucht wurden? In denen Sie tief in Ihrem Herzen berührt waren? Was waren das für Momente?
7. Was würden Sie tun, wenn Sie auf einen Schlag steinreich wären, etwa durch eine Erbschaft oder einen Lottogewinn?
   Wofür würden Sie das Geld ausgeben? Wie sähe Ihr Leben aus?
8. An welche Kindheitsträume erinnern Sie sich?
   Was wollten Sie einmal werden? Wie haben Sie sich als Kind Ihr Leben als Erwachsener vorgestellt?
9. Was würden Sie in dem Land, in dem Sie leben, ändern, wenn Sie Regierungschef wären?
10. Welche Menschen beeindrucken Sie?
    Von wem würden Sie sich gerne „eine Scheibe abschneiden" – und wieso?
11. Was war eine gute – vielleicht sogar die beste – Entscheidung in Ihrem Leben? Wieso?
    Wenn Sie möchten, dürfen Sie sich auch die Frage stellen, welche Entscheidung Sie im Nachhinein bereut haben. Auch dies kann Rückschlüsse auf Werte zulassen, Werte, die dadurch nicht zum Tragen gekommen sind oder verletzt wurden.
12. Was macht für Sie eine gute zwischenmenschliche Beziehung aus?
    Wie möchten Sie vor allem selbst sein als Freund, als Kollege, als Familienmitglied oder in anderen Rollen, die Sie innehaben?

6 Mich annehmen, wie ich bin

Auch beim sechsten Schritt geht es um Werte, also Ihre persönlichen Vorstellungen von einem guten Leben. Was ist Ihr Lebenselixier, was für eine Art von Leben streben Sie für sich an und was sollte es beinhalten? Diese Fragen werden wir noch einmal aufgreifen. Dabei werden wir einen wichtigen Zusammenhang beleuchten, nämlich den zwischen Gefühlen und Werten, und uns auch noch einmal mit dem Thema Akzeptanz von Gefühlen beschäftigen. Außerdem bekommen Sie die Gelegenheit, sich einen Überblick über Ihre Werte in verschiedenen Lebensbereichen zu verschaffen.

Kommen wir noch einmal auf die Gefühle zurück und darauf, wie man am besten mit ihnen umgeht. Kontrollieren oder akzeptieren, das war die Frage, die wir in Kapitel 4 stellten. Akzeptanz mag oft die bessere Alternative sein, vor allem deshalb, weil sich Gefühle eben einfach nicht so ohne Weiteres abstellen lassen und der Versuch, sie in den Griff zu bekommen, sie eher noch verstärkt bzw. mit anderen Nachteilen für unser Leben verbunden ist. Es kommt aber noch etwas hinzu: Gefühle, auch die unangenehmen und schmerzhaften, sollten wir nicht nur deshalb akzeptieren, weil der Kampf gegen sie sowieso nicht zu gewinnen ist, zumindest nicht ohne hohe Verluste. Wir sollten Sie auch deshalb annehmen, weil diese Gefühle einen Sinn haben. Sie weisen uns nämlich auf Dinge hin, die uns etwas bedeuten, die einen Wert für uns darstellen. Selbst wenn wir könnten, sollten wir unsere Gefühle nicht abstellen, denn sie haben uns etwas zu sagen, auch wenn wir es nicht auf den ersten Blick erkennen. Ein bestimmtes Gefühl in einer bestimmten Situation hat immer etwas damit zu tun, dass ein Teil unserer Vergangenheit wieder lebendig wird. Wir übertragen eine Erfahrung, die wir persönlich (oder auch die ganze Menschheit im Laufe ihrer Entwicklung über die Jahrtausende) gemacht haben, in die Gegenwart. Diese Übertragung kann im konkreten Fall hilfreich sein, weil sie uns zum Beispiel vor einer Gefahr warnt, die tatsächlich besteht.

Oder sie ist es nicht – wenn wir z.B. Angst haben, obwohl eine Situation ungefährlich ist. Dann handelt es sich um falschen Alarm.

Immer sind Gefühle ein Hinweis auf Dinge, die uns etwas bedeuten. Angst weist uns darauf hin, dass etwas, was uns wichtig ist, in Gefahr sein könnte, sei es z.B. unser Leben an sich, unsere Gesundheit, unser Platz in der Gemeinschaft, unsere Beziehung zu anderen Menschen. Traurigkeit ist ein Indiz dafür, dass wir etwas verloren haben könnten, auf das wir Wert legen. Das Auftreten von Ärger signalisiert, dass etwas, was uns wichtig und kostbar ist, von jemandem mit Füßen getreten wurde – oder dass wir es zumindest so einschätzen. Schuldgefühle basieren darauf, dass wir uns selbst – zu Recht oder zu Unrecht – vorwerfen, einem persönlichen Maßstab nicht Genüge getan zu haben. Natürlich sagen auch positive Gefühle etwas über unsere Werte aus: Freude, Zufriedenheit oder auch Rührung weisen beispielsweise darauf hin, dass ein Wert, der uns persönlich etwas bedeutet, zur Geltung gekommen ist.

Zehn goldene Regeln für den Umgang mit schwierigen Gefühlen

Die folgenden Regeln unterstützen Sie dabei, gut mit sich umzugehen, wenn sich schwierige Gefühle wie Schmerz, Angst, Traurigkeit oder Wut in Ihrem Herzen breitmachen. Aber Achtung: Es reicht nicht immer aus, die Regeln zu kennen, um sie auch schon umsetzen zu können. Oftmals braucht man dafür Fähigkeiten, die man sich erst langsam erarbeiten muss. Es ist, als würde man einem Nichtschwimmer die geeigneten Arm- und Beinbewegungen vorführen: „So musst du es machen." Das kann ihm eine erste Vorstellung davon vermitteln, was er tun soll, um nicht unterzugehen, aber dadurch allein kann er noch nicht schwimmen, erst muss er trainieren. Beherrscht der Schwimmer aber schon diese Fähigkeiten, kann es manchmal hilfreich sein, ihn daran zu erinnern, sie auch einzusetzen.

1. Erlauben Sie sich zu fühlen, was auch immer Sie fühlen. Sie sind ein Mensch, keine Maschine. Kritisieren Sie sich niemals dafür, eine bestimmte Gefühlsregung zu haben, auch wenn Sie es nicht mögen. Gefühle sind kein Zeichen von Schwäche, weder verwerflich, gefährlich noch peinlich oder schlecht. Auch nicht unaushaltbar. Sie sind, was sie sind. Sie sind für uns gemacht. Und wir für sie.

2. Gefühle einfach nur zu spüren und zu beschreiben ist besser, als sie zu bewerten und zu versuchen, sie loszuwerden oder zu beherrschen.
3. Setzen Sie sich selbst nicht mit Ihren Empfindungen gleich: Sie sind nicht Ihre Gefühle, Sie *haben* Gefühle. Sie sind mehr als sie. Und während alle Gefühle kommen und gehen, gibt es einen Teil von Ihnen, der bleibt, was er immer war.
4. Ein Gefühl zu haben und anzunehmen ist etwas anderes als aus einem Gefühl heraus etwas zu tun – oder nicht zu tun. Gefühle sind keine Ursachen für Handlungen. Rechtfertigen Sie Ihr Handeln nicht mit ihnen, Sie tun sich damit keinen Gefallen.
5. Lesen Sie die Botschaften Ihrer Gefühle: Weist ein Gefühl auf etwas hin, was Ihnen lieb und teuer ist?
6. Verbeißen Sie sich nicht in die Frage, warum Sie fühlen, was Sie fühlen. Manchmal ist diese Frage nicht zu beantworten.
7. Wenn bestimmte Empfindungen negative Macht über Sie und Ihr Handeln haben, kann es helfen, sich zu fragen, aus welchen Gedanken sie sich speisen. Wenn Sie sich der Gedanken bewusst sind, gelingt es Ihnen vielleicht, sie sanft loszulassen, und dann kann auch das Gefühl langsam abebben.
8. Schließen Sie nicht automatisch von Ihren Gefühlen auf Ihre Situation. Dass Sie Angst haben, muss nicht heißen, dass Sie in Gefahr sind. Dass Sie sich niedergeschlagen fühlen, muss nicht heißen, dass Ihre Lage hoffnungslos ist.
9. Auch wenn sich Gefühle manchmal auf Vergangenes oder Zukünftiges beziehen, Sie fühlen sie jetzt, in diesem Moment. Lassen Sie sich von Ihren Gefühlen wieder in die Gegenwart zurückbringen, wenn Sie gerade woanders sind. Was ist *jetzt* los? Was ist *jetzt* wichtig? Was wollen Sie *jetzt* tun?
10. Wenn es Ihnen schlecht geht, schenken Sie sich selbst das, was uns allen angesichts von Kummer, Schmerz, Sorgen und Angst guttut: freundliche Zuwendung, Anteilnahme und Fürsorge.

Wir können unsere Gefühle nutzen, um mehr darüber zu erfahren, was uns wirklich wichtig ist. Eine Möglichkeit, dies zu tun, besteht darin, ein Wertetagebuch zu führen. Dies ist besonders ratsam, wenn Sie noch wenig Klarheit über Ihre Werte haben oder bezweifeln, dass es sich bei den Werten, die Sie benannt haben, tatsächlich um persönliche Herzensangelegenheiten handelt.

Übung 6-1: Das Wertetagebuch

Das Wertetagebuch können Sie in freier Form schreiben oder dazu **Tabelle 6-1** nutzen. Ausgangspunkt sind Gefühle, die Sie in bestimmten Situationen verspüren. Notieren Sie kurz, in welcher Situation ein bestimmtes Gefühl aufgetaucht ist und um was für eine Empfindung es sich handelte. Mit „Situation" ist hier nicht unbedingt die äußere, reale Situation gemeint. Es kann sich auch um eine „innere Situation" handeln, also um eine Vorstellung oder ein inneres Bild, das das Gefühl ausgelöst hat. Überlegen Sie dann, mit welchem Wert dieses Gefühl in Verbindung stehen könnte. Wie gesagt, weisen Gefühle oft darauf hin, dass etwas, auf das wir Wert legen, in Gefahr ist, beschädigt wurde oder verlorengegangen ist, oder dass es besonders zur Geltung gekommen ist, geehrt wurde und sich zeigen konnte. Wobei dieses Etwas natürlich kein Gegenstand sein muss, sondern häufig etwas anderes ist: die besondere Qualität einer Beziehung, eine gewisse Art, mit dem Leben umzugehen, ein bestimmter Zustand von Verhältnissen.

Das Auftreten von Traurigkeit, nachdem sich jemand von uns verabschiedet hat, kann z.B. bedeuten, dass es für uns einen Wert darstellt, dieser Person nahe zu sein. Haben wir Angst, wenn wir ein bestimmtes körperliches Symptom wahrnehmen, könnte dies dafür sprechen, dass uns unsere Gesundheit etwas bedeutet. Spüren wir Ärger, wenn wir sehen, wie jemand einen Mitmenschen schlecht behandelt, kann das bedeuten, dass wir Wert auf ein respektvolles Miteinander legen. Empfinden wir Bewunderung, wenn wir jemanden in einer bestimmten Situation beobachten, dann könnte es darauf hinweisen, dass die Leistung oder der moralische Maßstab, den dieser Mensch an den Tag gelegt hat, von uns wertgeschätzt wird.

Nicht bei jedem Gefühl ist es möglich, einen Auslöser zu identifizieren und zu erkennen, auf welchen Wert das Gefühl hinweist. Setzen Sie sich nicht unter Druck, wenn es Ihnen nicht gelingt. Wir sind hier nicht bei *Wer wird Millionär?* Sie fliegen nicht gleich raus, wenn Sie ein bestimmtes Gefühl nicht entsprechend einordnen können. Schauen Sie in dem Fall einfach, ob es beim nächsten funktioniert. Fällt es Ihnen schwer, Gefühle wie Angst, Traurigkeit oder Ärger zu benennen, ist es hilfreich, zunächst auf körperliche Reaktionen zu achten. Diese verweisen oft auf ein Gefühl, das Sie vielleicht identifizieren können, wenn Sie Ihre körperlichen Empfindungen in Zusammenhang mit dem inneren oder äußeren Auslöser betrachten, der ihnen vorausging.

Tabelle 6-1: Wertetagebuch

Gefühl/Stimmung	Auslöser	Wert, auf den das Gefühl hinweist

Tabelle abrufbar unter www.hogrefe.ch/Downloads/Gib-dich-nicht-auf

Wer bin ich?

Was steht da? Hab ich richtig gelesen? „Wer bin ich?" Was soll denn diese Frage an dieser Stelle in dem Buch? Es ist nachvollziehbar, wenn Sie sich über diese Frage wundern. Ist das ein Thema, das in ein Buch über die Überwindung von Depressionen gehört? Ist das überhaupt eine Frage, auf die man eine sinnvolle und hilfreiche Antwort geben kann? Schauen wir einmal: „Ich" – das ist natürlich zum einen ein realer Mensch. Über dieses „Ich" kann man eine Reihe objektiver Aussagen treffen, wie zum Beispiel die, die in meinem Personalausweis stehen. „Ich" ist ein Körper mit bestimmten äußeren Merkmalen, der sich in dieser Welt bewegt und dabei Spuren hinterlässt. Aber „Ich", das sind auch Gedanken über diesen Menschen und bestimmte Sichtweisen auf das, was ihn ausmacht. Darunter gibt es einige, die in dem Sinne hilfreich sind – und da sind wir wieder bei den Werten –, dass sie mir eher ermöglichen, ein Leben nach der Maßgabe meiner persönlichen Wertvorstellungen zu führen. Aber unter den Sichtweisen auf mich selbst sind auch solche, die wenig förderlich sind.

Hilfreich ist zum Beispiel folgende Sichtweise:
„Ich" ist jemand, der bestimmte Werte hat, an denen er sein Verhalten ausrichten kann. „Ich" hat die Wahl, Dinge zu tun oder zu lassen.

Einer anderen Sichtweise, die ebenfalls sehr nützlich sein kann, sind wir schon im zweiten Schritt, als es um das Beobachten ging, begegnet. Das „Ich" wurde da als der Beobachter all dessen, was in mir und um mich herum geschieht, beschrieben. „Ich" – das sind sozusagen die Augen, mit denen ich in mich hinein- und aus mir herausschaue. Alles verändert sich, natürlich die äußere Situation, aber auch meine Gedanken, Gefühle, Überzeugungen, auch mein Körper – doch dieses „Beobachter-Ich" bleibt, was es immer war. Denken Sie an verschiedene Momente in Ihrem Leben zurück, werden Sie feststellen, dass sich nicht nur die Zeiten geändert haben, sondern auch Sie selbst. Aber etwas ist unverändert geblieben: Sie als Beobachter dessen, was alles passiert ist. Ihr Beobachter-Ich war immer da – und wird immer da sein, solange Ihr Bewusstsein existiert. Im Gegensatz zu allem anderen, insbesondere Ihren Gefühlen und Gedanken, ist dieses Beobachter-Ich stabil und kennt keine Grenzen. Es gibt einige Vergleiche, die diesen Unterschied anschaulich zum

Ausdruck bringen, z. B.: Ich bin der Himmel, meine Gefühle und Gedanken sind die Wolken. Oder: Ich bin das Haus, die Gefühle und Gedanken sind die Personen, die dieses Haus betreten und es wieder verlassen. Ich bin das Schachbrett, meine Gedanken und Gefühle sind die Figuren, die sich darauf bewegen.

Mein Ich-Gefühl stärken

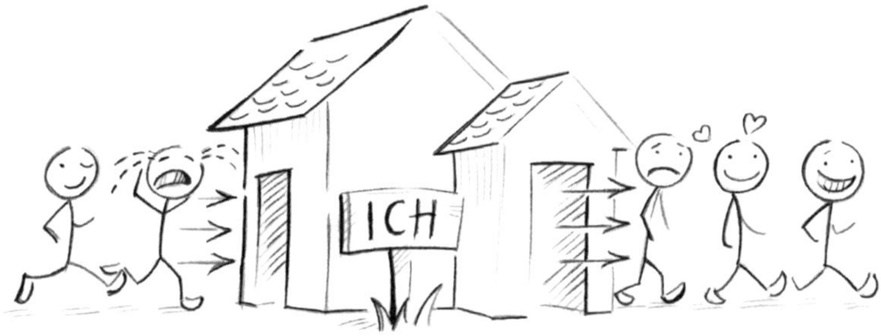

Wir sollten unser Ich nicht gleichsetzen mit unseren Gedanken und Gefühlen und auch nicht damit, wie andere oder wir selbst uns bewerten. Vielmehr können wir unser Ich als stabilen Ort betrachten für all die Gefühle, Gedanken und Bewertungen, die wir erleben. Wir sind das Haus, alles andere sind die Gäste, die kommen und gehen.

Ich bin mehr als meine Gedanken und Gefühle.
Ich bin ein sicherer Ort, von dem aus ich meine Gedanken und Gefühle beobachten kann.

Was kann ich tun?

- Üben Sie sich im Beobachten Ihres Inneren (Übungen 1-1, 2-1 und 2-2).
- Machen Sie sich Ihr Selbstbild bewusst und erkennen es als das, was es ist (Übung 6-2).
- Stärken Sie Ihre Fähigkeit zur bedingungslosen Selbstakzeptanz (Übung 6-3).
- Lernen Sie, zwischen sich und schwierigen Gefühlen und Gedanken – den Fahrgästen in Ihrem Lebensbus – zu unterscheiden (Übung 10-3).

Bewusst eine solche Beobachterhaltung einzunehmen – also aus dem Werkstatt- in den Museumsmodus zu wechseln –, kann stärkend und heilsam sein. Einige der Selbstbeobachtungsübungen in diesem Buch dienen genau diesem Zweck.

Aber kommen wir nun zu den ungünstigen Antworten auf die Frage: „Wer bin ich"? Wenn Sie sich in einer depressiven Verfassung befinden, reagiert Ihr Verstand auf diese Frage wahrscheinlich mit einer Reihe von negativen Bewertungen. Sind Sie bereit, sich das Bild, das Ihr Verstand von Ihnen zeichnet, einmal näher anzuschauen und aufzuschreiben, was Sie von sich denken? Die Übung 6-2 hilft Ihnen dabei.

Übung 6-2: Mein Selbstbild

Wie denken Sie gerade über sich selbst? Was halten Sie von sich? Wie sehen Sie sich selbst? Schreiben Sie einige der Sätze auf, die Ihr Verstand über Sie sagt. Die Sätze können beispielsweise beginnen mit:

- Ich bin ...
- Typisch für mich ist, dass ...
- In meinem Leben läuft es immer so, dass ...
- Ich werfe mir vor, dass ...
- Ich bin jemand, der ...

Wir alle haben ein Selbstbild. Wir lernen in unserem Leben Begriffe, um Menschen zu beschreiben und zu bewerten – umgänglich oder streitsüchtig, fleißig oder faul, intelligent oder dumm, interessant oder langweilig, mutig oder feige und viele andere mehr. Und dann wenden wir diese Kategorien – geistige Schubladen sozusagen – an, auf andere und auf uns selbst. Auch für bestimmte Lebenswege gibt es diese Schubladen, zum Beispiel jemand zu sein, bei dem immer alles schiefgeht, den niemand mag, der immer herumgeschubst wird oder der immer ein Opfer ist.

Vielleicht überrascht es Sie nicht herauszufinden, dass Sie ein negatives Selbstbild haben. „Ja, ich weiß. Haben mir auch schon andere gesagt, ich solle nicht immer so negativ über mich denken. Ich sollte wirklich an meinem Selbstwertgefühl arbeiten." Aber wie geht das?

Vielleicht machen Sie sich jetzt noch zusätzlich Vorwürfe: „Meine Güte, wieso denke ich denn nur so schlecht über mich? Wie blöd bin ich denn? Das sollte ich doch längst im Griff haben!" Damit machen Sie sich doppelten Stress: den, der damit einhergeht, negativ über sich zu denken, und darüber hinaus den, der aus dem Vorwurf resultiert, dass dies so ist. Lassen Sie die Vorstellung los, es läge in Ihrer Macht, einfach positiver über sich zu denken. Es ist nicht möglich, selbst wenn Sie sich alle Mühe der Welt geben würden, um die Gedanken über sich selbst zu ändern. Sei es, dass Sie sich dreimal am Tag vor den Spiegel stellen und alle Ihre Vorzüge aufzählen. Sei es, dass Sie einen Erfolg nach dem anderen einheimsen oder noch so viele Freunde oder Bewunderer gewinnen – negative Gedanken über sich selbst können Sie auch damit nicht ein für alle Mal verbannen.

Dies liegt in der Arbeitsweise unseres Verstandes und unseres Gedächtnisses begründet. Unser Verstand ist grundsätzlich eher negativ gepolt. Seine Hauptaufgabe besteht darin, uns auf Negatives, Bedrohliches, Problematisches hinzuweisen. Gerade dann, wenn wir gestresst sind und es uns nicht gut geht, färben sich unsere Gedanken besonders negativ ein, und zwar alle Gedanken, auch die über uns selbst. Dies passiert sozusagen automatisch und wir können es nicht kontrollieren. Versuchen wir, dagegen anzugehen und z. B. mit positiven Vorstellungen gegen negative „anzuargumentieren", schießt der Verstand oft mit noch mehr negativen Gedanken zurück. Hinzu kommt: Wenn sich einmal eine bestimmte Idee in unserem Kopf festgesetzt hat, bleibt sie da für alle Zeiten. Wie auf der Festplatte eines Computers, auf der zwar neue Dateien gespeichert, aber die alten niemals gelöscht werden und im Prinzip jederzeit wieder auf dem Bildschirm angezeigt werden können, bleiben sie bestehen. Es ergibt daher nicht viel Sinn zu versuchen, jemandem, der eine negative Sichtweise von sich hat, vom Gegenteil zu überzeugen. Oder zu versuchen, sich ein negatives Selbstbild selbst auszureden.

Negative Gedanken über uns selbst ziehen sich oft langsam wieder aus unserem Bewusstsein zurück, wenn eine schwierige Phase vorbei ist, die Depression überwunden werden konnte. Und natürlich kann sich auch unser Bild von uns selbst im Laufe der Zeit ausdifferenzieren. Zu den negativen Einstellungen über uns selbst können neue, positive hinzukommen, z. B. wenn man Dinge tut, die in Einklang mit den eigenen Werten stehen, und lernt, sich selbst freundlich und wohlwollend zu betrachten und anzunehmen, wozu auch gehört, sich Fehler aus der Vergangenheit zu verzeihen.

Vielleicht fragen Sie sich nun: „Und was mache ich mit meiner negativen Meinung über mich selbst, bis es so weit ist? Bis es mir wieder besser geht und sie von allein wieder verschwindet oder bis sich mein Selbstbild durch die Art, wie ich mein Leben lebe und mit mir umgehe, langsam verändert?“

Sie haben im ersten Kapitel, als es um die Selbstanteilnahme ging, schon eine bestimmte Umgehensweise mit negativen Gedanken kennengelernt, die darauf abzielt, Gedanken ein Stück ihrer Macht zu nehmen, sie in ihrer Wirkung abzuschwächen, auch ohne sie selbst zu verändern. Erinnern Sie sich noch? Sie bestand darin, sich schlicht bei seinem Verstand für einen Gedanken zu bedanken. Grundsätzlich umfasst die Kunst, schwierige Gedanken zu *entmachten* oder zu *entschärfen*, zwei Schritte. Der erste Schritt besteht darin, lähmende negative Gedanken, die kontraproduktiv sind (z. B. pauschale Selbstabwertungen) als solche zu erkennen. Der zweite darin, dafür zu sorgen, dass man nicht an ihnen hängenbleibt, nicht anbeißt wie der Fisch an einen Angelhaken.

Nehmen wir ein konkretes Beispiel. Ihr Verstand äußert Nettigkeiten wie: „Du taugst nichts, bist nichts wert, bist ein elender Versager. Dein Leben ist vermasselt und du bist selbst schuld daran.“ Antworten Sie ihm: „Vielen Dank, lieber Verstand, für diese Gedanken!“ Wenn Ihnen das gelingt, ist das schon die halbe Miete. Sie machen sich bewusst, dass es sich bei den Sätzen in Ihrem Kopf genau darum handelt: um Ideen, die Ihr Verstand in diesem Moment hervorbringt. Nicht mehr und nicht weniger. Keine Wahrheit. Keine objektive Erkenntnis. Kein Urteil einer irgendwie neutralen und zu einem solchen Urteil berechtigten Jury, die über Sie zu Gericht sitzt. Es sind einfach nur Gedanken.

Haben Sie diesen ersten Schritt geschafft, ist auch der zweite möglich: Nicht an dem Haken anzubeißen, sondern weiterzuschwimmen. Anbeißen würde z. B. bedeuten, über die Gedanken nachzugrübeln, gegen sie anzuargumentieren, sich von jemandem bestätigen zu lassen, dass der Gedanke nicht stimmt, oder auch sich so zu verhalten, als würde er stimmen.

Was können Sie tun, um negativen, lähmenden und belastenden Gedanken über sich selbst etwas entgegenzusetzen – auch ohne sie zu verändern oder gegen sie anzukämpfen? Akzeptieren Sie sie als das, was sie sind: Worte, Sätze, nicht mehr und nicht weniger – und dehnen Sie diese Akzeptanz auf alles andere aus, was Sie in diesem Moment ausmacht. Nehmen Sie sich so an, wie Sie sind. Die nachfolgende Übung unterstützt Sie dabei.

Übung 6-3: Bedingungslose Selbstakzeptanz

Schließen Sie die Augen und nehmen die Haltung des inneren Beobachters ein. Gehen Sie aus dem Werkstatt- in den Museumsmodus, so gut das in diesem Augenblick geht. Konzentrieren Sie sich auf Ihren Atem und spüren in Ihren Körper hinein. Geben Sie sich etwas Zeit. Sagen Sie sich dann innerlich: „Ich nehme mich so an, wie ich bin". Schauen Sie, ob Sie dies nicht nur denken, sondern auch spüren können. Vielleicht verbinden Sie den Satz mit einer freundlichen Geste. Beobachten Sie, was dann passiert. Macht sich ein Hauch von Erleichterung bemerkbar? Gibt es die Spur eines Gefühls von Wärme, Angenommensein, vielleicht sogar Liebe? Auch wenn es ein kleines zartes Pflänzchen ist, dieses „Ich nehme mich so an, wie ich bin". Betrachten Sie es, erfreuen sich daran und halten Sie Ihre schützende Hand darüber.

Aber vielleicht widerspricht Ihr Verstand Ihnen? Fängt an, Ihnen Gründe zu liefern, wieso Sie sich nicht so annehmen dürfen, wie Sie sind? Möglicherweise beginnt ein innerlicher Kampf um Ihren Wert oder Unwert, Ihre Tugendhaftigkeit oder Verkommenheit, Ihr Starksein oder Schwachsein, Ihre Leistung oder Ihr Versagen? Steigen Sie nicht in den Kampf ein, beobachten Sie ihn bloß. Und bleiben Sie bei dem „Ich nehme mich so an, wie ich bin." Vielleicht ergänzen Sie die Formel: „Ich habe den Gedanken, dass ich nichts wert bin/nicht gut genug bin/alles falsch mache ... *und* ich nehme mich so an, wie ich bin." Sie nehmen sich an, wie Sie sind, und auch alle Gedanken, die Sie haben. Vielleicht äußert sich der Widerspruch auch auf der Ebene der Gefühle, vielleicht werden Sie ärgerlich, traurig oder ängstlich. Oder er äußert sich körperlich. Vielleicht spüren Sie z. B. irgendwo einen Druck oder eine Anspannung oder auch einen Impuls, mit der Übung aufzuhören und etwas anderes zu tun. Beobachten Sie auch diese Regungen und bleiben bei: „Ich nehme mich so an, wie ich bin." Oder „Ich spüre Ärger/Traurigkeit/Angst/Druck/Anspannung ... *und* ich nehme mich so an, wie ich bin."

Gedanken, Gefühle, körperliche Empfindungen und Impulse sind ein Teil von Ihnen. Sich selbst zu akzeptieren heißt, auch diese Regungen anzunehmen. „Ich nehme mich an mit allem, was ich denke, fühle und empfinde" – das ganze Paket.

Die Art von Selbstakzeptanz, die Sie auf diese Weise üben, ist nicht an Bedingungen geknüpft. Man könnte auch sagen, es ist eine Wahl, keine

Entscheidung. Sie müssen es nicht begründen, warum Sie sich annehmen. Keine Liste Ihrer Stärken und Schwächen vorlegen und dann Ihre Entscheidung davon abhängig machen, wie das Ergebnis aussieht. Sich annehmen in diesem Sinne ist, eine Wahlmöglichkeit zu nutzen. So wie Sie die Spinatpizza wählen und nicht die mit Champignons. Warum Spinat? Keine Ahnung, vielleicht weil sie besser schmeckt? Und warum schmeckt sie besser? Keine Ahnung.

Falls das Ihren kritischen Verstand beruhigt: Sich selbst so anzunehmen, wie Sie sind, heißt nicht, alles gut zu finden, was Sie getan haben und tun. Es heißt nicht, selbstgefällig oder eingebildet zu werden und alle Selbstzweifel über Bord zu werfen. Ebenso wenig bedeutet es, von nun an so zu bleiben, wie Sie sind. Sie werden sich verändern, weiterentwickeln, weiter Dinge hinzulernen, sich auf neue Gegebenheiten einstellen. Das ist unvermeidlich und auch gut so. Sich selbst bedingungslos zu akzeptieren heißt, sich jetzt in diesem Moment zu erlauben, der Mensch zu sein, der Sie geworden sind. Weil alles andere sowieso keinen Sinn ergeben würde. Sie werden keine andere Person sein, in diesem Moment Ihres Lebens, denn Sie können sich nicht gegen jemanden austauschen, von dem Ihr Kopf behauptet, er sei besser, schöner, klüger, erfolgreicher, wertvoller. Es heißt, einen sinnlosen Kampf aufzugeben und sich da abzuholen, wo Sie jetzt stehen. Setzten Sie Ihren Weg fort ohne die Last eines sinnlosen: „Ich darf nicht der Mensch sein, der ich bin.“

7
Klarheit gewinnen darüber, wie ich leben will

Sie haben sich nun schon eine Weile mit Ihren Werten befasst, mit Ihren persönlichen Vorstellungen von einem gut gelebten Leben. An dieser Stelle geht es nun darum, die bisher gesammelten Erkenntnisse zusammenzufassen und auf den Punkt zu bringen, was Ihnen im Leben besonders wichtig ist. Dazu vergleichen wir das Leben mit einem Garten. Gärten sind oft mehr oder weniger streng in bestimmte Areale unterteilt. Da gibt es verschiedene Beete, eine Rasenfläche, Bäume und Sträucher, vielleicht einen Teich oder eine Terrasse. So besteht auch unser Leben meist aus verschiedenen Sphären. Mal sind wir allein, mal mit anderen Leuten zusammen, vertrauten oder fremden. Einen Teil unserer Zeit verbringen wir mit Arbeit oder anderen Pflichten, ein anderer Teil gehört uns, wir können ihn ganz nach Belieben verbringen. Die verschiedenen Bereiche des Gartens brauchen Pflege, wir müssen uns um sie kümmern, damit sie sich positiv entwickeln. Wir müssen pflanzen, gießen, jäten, düngen und zurückschneiden. Die Pflanzen geben uns aber auch etwas zurück: Sie ernähren uns, wir erfreuen uns an ihnen, sie spenden Schatten oder sind einfach ein Ort, an dem wir uns wohlfühlen. Ähnlich verhält es sich auch mit den unterschiedlichen Bereichen unseres Lebens. Zwar macht uns das Leben auch das eine oder andere Geschenk – zum Beispiel in Form von bestimmten Begabungen, die wir in die Wiege gelegt bekommen, von günstigen Umständen und Chancen oder von Menschen, die uns wohlgesonnen sind. Dennoch müssen wir auch unseren Beitrag leisten und die verschiedenen Beete hegen und pflegen – und dann können wir auch davon profitieren: wenn unser Garten erblüht, beispielsweise unsere Arbeit Früchte trägt, unsere Beziehungen sich positiv verändern oder wenn wir merken, wie wir uns persönlich weiterentwickeln. Manche Gärten bestehen nur aus einem einzigen Bereich: aus Rasen oder einem einziges Beet, nur Obstbäumen oder Gemüse. Auch unser Leben mag in bestimmten Zeiten völlig oder weitgehend von einer einzigen Sache beherrscht sein. Dies ist unter bestimmten Umständen vielleicht nicht anders möglich. Denken wir an den Spitzensportler in der Zeit vor einem wichtigen Wettkampf, den Politiker, der sich um ein wichtiges Amt bewirbt, oder auch die jungen Eltern, die gerade Zwillinge bekommen haben. In einer solchen Situation ist nicht viel Raum und Zeit für anderes. In der Regel wird sich der Fokus irgendwann wieder verschieben – und dies ist auch gut so. In den meisten Fällen ist es ratsam, in mehreren Lebensbereichen Werte für sich zu definieren und Ziele zu verfolgen und nicht alles auf eine Karte zu setzen. So wie die meisten Gärtner es aus gutem Grund vorziehen, nicht nur eine einzige Art von Pflanzen in ihrem Garten zu haben, sondern eine Vielfalt an Gewächsen, die sie über das Jahr hinweg erfreuen und ernähren.

Übung 7-1: Wie wünsche ich mir meinen Lebensgarten?

Überlegen Sie für die unten aufgeführten Gebiete, was Ihnen jeweils wichtig ist. Formulieren Sie Ihre Werte wenn es geht in der Form von Tätigkeiten: Schreiben Sie, *was* Sie in diesem Lebensbereich tun wollen und möglicherweise *wie* Sie es tun wollen. Denn psychologische Werte sind im Gegensatz zu den materiellen nicht etwas, was man hat oder nicht hat, sondern Vorstellungen davon, wie man sein Leben gestalten möchte.

Beispiele für psychologische Werte sind:

- geduldig und verständnisvoll mit mir selbst umgehen
- meine körperliche Fitness erhalten
- für ein behagliches Zuhause sorgen
- erholsame und entspannende Dinge tun
- kreativen Aktivitäten nachgehen
- mich mit Musik, Literatur, Kunst beschäftigen
- in Beziehungen zu anderen ehrlich und liebevoll sein
- für diejenigen da sein, die meine Unterstützung brauchen
- fair umgehen mit den Menschen, mit denen ich beruflich zu tun habe
- mich beruflichen Herausforderungen stellen.

Versuchen Sie, ehrlich zu sich zu sein. Bestimmte Werte werden in unserer Kultur sehr hochgehalten, bedeuten aber nicht jedem gleich viel. Notieren Sie möglichst nicht, was man von Ihnen erwartet, sondern was für Sie persönlich wirklich zählt. Wenn Sie unsicher sind, fragen Sie sich: Wäre dies auch ein Wert für mich, wenn niemand davon erfahren würde, ob er für mich eine Rolle spielt? Oder: Würde ich mich mit diesem Wert auch dann identifizieren, wenn es anderen Leuten völlig egal wäre, was ich tu und lasse?

Tabelle 7-1: Meine Werte im Bereich der Selbstfürsorge

Was bedeutet es für Sie, gut mit sich selbst umzugehen? Auf welche Weise möchten Sie für sich selbst sorgen?

Tabelle abrufbar unter www.hogrefe.ch/Downloads/Gib-dich-nicht-auf

Tabelle 7-2: Meine Werte im Bereich des persönlichen Wachstums

Auf welche Weise wollen Sie Ihren Horizont erweitern? Was möchten Sie dafür tun, sich als Mensch weiterzuentwickeln und zu wachsen?

Tabelle abrufbar unter www.hogrefe.ch/Downloads/Gib-dich-nicht-auf

Tabelle 7-3: Meine Werte im Bereich der Beziehungen zu anderen

Was ist Ihnen wichtig in Beziehungen zu anderen? Wie wollen Sie mit den Menschen umgehen, die Ihnen nahestehen?

Tabelle abrufbar unter www.hogrefe.ch/Downloads/Gib-dich-nicht-auf

Tabelle 7-4: Meine Werte im Bereich Arbeit, Ausbildung und Engagement

Was ist Ihnen in Bezug auf Ihre Arbeit wichtig, sei es im Beruf, in der Ausbildung, bei ehrenamtlichem Engagement oder anderen Verpflichtungen? Wie soll Ihr Beitrag zum „großen Ganzen" aussehen?

Tabelle abrufbar unter www.hogrefe.ch/Downloads/Gib-dich-nicht-auf

Wie ein Gärtner sich hin und wieder die Zeit nimmt, um zu schauen, wie es in den verschiedenen Bereichen seines Gartens aussieht und ob er sich um eine bestimmte Ecke mehr oder auf eine andere Weise kümmern muss, so sollten auch wir gelegentlich einen Blick auf unser Leben werfen und uns fragen, wie es darin aussieht. Das trifft vor allem dann zu, wenn es uns nicht gut geht. Für Betroffene kann dies aus zwei Gründen wichtig sein: Zum einen ist es möglich, dass ihre Depressionen etwas damit zu tun haben, dass es in ihrem Lebensgarten nicht genügend Dinge gibt, an denen sie sich erfreuen können, die ihrer Seele oder ihrem Körper Nahrung geben. Selbst wenn es ursprünglich nicht der Grund dafür war, dass sie depressiv geworden sind, insbesondere bei länger anhaltenden Stimmungstiefs kann es dazu kommen, dass der Lebensgarten verwildert ist und viele Pflanzen eingegangen sind. Kein Wunder, dass es ihnen in einem solchen Garten nicht gut geht.

Zum anderen fällt es vielen Patienten, die unter Depressionen leiden, sehr schwer, sich überhaupt zu irgendeiner Aktivität aufzuraffen. Kennen Sie das? Je weniger aktiv Sie sind, umso stärker wird das Gefühl von Hilflosigkeit. Je länger Sie im „Pausenmodus" bleiben, umso weniger trauen Sie sich zu, wieder Dinge erfolgreich bewältigen zu können. Es ist daher, so schwer es Ihnen auch fällt, wichtig, überhaupt wieder „in die Gänge zu kommen" und die Erfahrung zu machen, dass Sie handlungsfähig sind. Um aber die dafür notwendige Motivation aufzubringen, kommt es entscheidend darauf an, nicht einfach *irgendetwas* zu tun, sondern Beschäftigungen zu suchen, die Ihnen etwas bedeuten, die etwas mit Ihren persönlichen Vorstellungen von einem gut gelebten Leben zu tun haben. Umso wichtiger ist dies, da der Rat: „Mach doch irgendetwas, was dir Spaß macht" oft einfach nicht funktioniert. Das ist ja gerade das Schwierige an dem Zustand des Depressivseins: Es gibt kaum etwas, was einem Spaß macht. Wenn der Garten erst einmal verödet oder verwildert ist, macht es dem Gärtner auch keine Freude, sich dort aufzuhalten und sich um seine Pflanzen zu kümmern. Die Kunst ist dann, sich innerlich erneut mit dem zu verbinden, was einem im Leben „lieb und teuer" ist, und auf dieser Grundlage sein Leben wieder aktiver zu gestalten. Ein Gärtner, der sich lange nicht um seinen Garten gekümmert hat, wird wahrscheinlich an dem Ort wieder anfangen, aktiv zu werden, der ihm am meisten am Herzen liegt, zum Beispiel das Rosenbeet, wenn es diese Blumen sind, deren Anblick und Duft ihn am meisten erfreuen.

Übung 7-2: Wie pflege ich meinen Lebensgarten?

Schauen Sie sich noch einmal an, was Sie in der Übung 7-1 über die verschiedenen Lebensbereiche und das, was Ihnen darin wichtig ist, geschrieben haben. Fragen Sie sich für jeden einzelnen Bereich: Nutze ich meine Fähigkeiten und Möglichkeiten, um mich gut um dieses Thema zu kümmern? Achten Sie darauf: Die Frage ist nicht, ob es in einem Lebensbereich gut aussieht, Sie sich also z. B. mit Ihren Angehörigen gut verstehen. Das hängt schließlich nicht nur von Ihnen allein ab. Im Extremfall will beispielsweise jemand gerade aus irgendeinem Grund, den Sie nicht zu verantworten haben, nicht mit Ihnen sprechen. Darunter leiden Sie möglicherweise so sehr wie ein Gärtner, dessen gesamtes Gemüsebeet durch Schnecken verwüstet wurde. Er muss ganz von vorn anfangen. Ob und wie er das tut, das wiederum hängt von ihm ab. In der Regel gibt es aber einen gewissen Zusammenhang: Wenn wir uns um einen Lebensbereich gut kümmern, steigen die Chancen, dass er sich gut entwickelt. Also noch einmal, die Frage lautet: In welchem Maß nutze ich meine Fähigkeiten und Möglichkeiten, um mich gut um diesen Bereich meines Lebens zu kümmern?

Markieren Sie Ihre Einschätzung auf dem Strahl durch ein Kreuz. Es ganz links zu setzen bedeutet: Gar nicht, ich nutze meine Fähigkeiten und Möglichkeiten überhaupt nicht, um mich um diesen Lebensbereich zu kümmern. Ein Kreuz ganz rechts bedeutet: Sehr intensiv, ich tu dies in sehr starkem Maße. Beziehen Sie sich dabei auf den Zeitraum der zurückliegenden vier Wochen.

Bereich Selbstfürsorge

(gar nicht) (sehr intensiv)

Bereich persönliches Wachstum

(gar nicht) (sehr intensiv)

Bereich Beziehungen zu anderen

(gar nicht) (sehr intensiv)

Bereich Arbeit, Ausbildung, Engagement

(gar nicht) (sehr intensiv)

Gehen Sie nach dieser allgemeinen Einschätzung noch einmal in jeden einzelnen Lebensbereich hinein und fragen Sie sich, welche Aspekte dort in der letzten Zeit zu kurz gekommen sind und von welchen Werten Sie sich in Zukunft stärker leiten lassen wollen. Greifen Sie auf die Beschreibungen aus der Übung 7-1 zurück. Natürlich können Sie auch noch Punkte hinzufügen, die Sie dort noch nicht aufgeführt haben. Sie können es an dieser Stelle noch allgemein halten, d. h., brauchen noch keine konkreten Ziele oder Handlungsweisen aufzuführen, die Sie anstreben. Sie müssen auch nicht zwangsläufig in jedem Lebensbereich Werte hinzufügen. Möglicherweise haben Sie in bestimmten Bereichen keine Werte vernachlässigt oder es sind nicht alle Bereiche für Sie persönlich wichtig.

Tabelle 7-5: Vernachlässigte Wertvorstellungen

Von folgenden Wertvorstellungen möchte ich mich in Zukunft stärker leiten lassen:

Tabelle abrufbar unter www.hogrefe.ch/Downloads/Gib-dich-nicht-auf

Werfen Sie noch einmal einen Blick auf diese Übersicht. Sollten Sie insgesamt mehr als fünf Werte aufgeschrieben haben, dann gehen Sie sie noch einmal durch und markieren (z. B. mit einem Textmarker oder durch Umkreisen) diejenigen Werte, die Ihnen besonders am Herzen liegen. Welche nicht oder nur wenig gelebten Werte sind Ihnen besonders wichtig? Vielleicht tut es weh, sich diese Frage zu stellen. Können Sie die Bereitschaft aufbringen, diesen Schmerz zu fühlen? Vielleicht ist er der beste Hinweis darauf, an welcher Stelle in Ihrem Leben es sich lohnen würde, etwas zu verändern.

8 Innere Barrieren erforschen

Mit diesem Schritt wird es in gewisser Weise ernst – und auch wieder nicht. Jetzt ist es an der Zeit, wirklich anzufangen, etwas zu verändern. Sie sollen aktiv werden, konkrete Ziele und Handlungsweisen auswählen, die geeignet sind, Ihr Leben dem anzugleichen, wie Sie es sich eigentlich wünschen. Also z. B. mehr für Ihre Selbstfürsorge tun, indem Sie wieder anfangen Sport zu treiben oder Freizeitinteressen zu pflegen. Wieder mehr für Ihr persönliches Wachstum tun, indem Sie beispielsweise Kurse besuchen oder Sachbücher lesen. Mehr für Ihre Beziehungen zu anderen Menschen tun, indem Sie etwa Kontakte stärker pflegen oder Ihr Verhalten anderen Menschen gegenüber verändern. Mehr für Ihre Arbeit, Ihre Ausbildung oder Ihr Engagement tun, indem Sie sich z. B. neue berufliche Ziele setzen oder wieder Versammlungen von Gleichgesinnten besuchen. All das sind natürlich nur Beispiele, und Sie können auch ganz klein anfangen. Es geht nicht darum, mit Siebenmeilenstiefeln voranzuschreiten, sondern überhaupt wieder in Bewegung zu kommen.

Insofern wird es ernst. Es geht darum, ganz konkret Ihr Leben zu verändern und nicht darauf zu warten, dass es irgendwie von allein passiert, sondern es selbst in die Hand zu nehmen. Andererseits sollten Sie diesen Schritt noch als Experiment auffassen. Mit diesem Versuch können Sie herausfinden, was passiert, wenn Sie sich konkret vornehmen, Ihr Verhalten stärker an Ihren Werten auszurichten. Welche inneren Barrieren werden auftreten? Ängste? Traurigkeit, Wut, Zweifel oder belastende Erinnerungen? Werden Sie dann zurückweichen und Ihr Verhalten eher darauf richten, diese und andere schwierige Gefühle zu vermeiden? Sie haben sich bereits theoretisch damit auseinandergesetzt, dass das Bemühen darum, schwierigen und schmerzhaften Gefühlen aus dem Weg zu gehen, nicht „alternativlos“ ist. Es gibt Alternativen: Akzeptanz und Bereitschaft. Sie haben bereits ab Schritt 1 geübt, Ihren Gefühlen mit Akzeptanz zu begegnen. Und dennoch: Vielleicht stellen Sie an dieser Stelle des Programms fest, dass es doch schwieriger als gedacht ist, an konkreten Verhaltensänderungen zu arbeiten – das Steuer herumzureißen und in eine andere Richtung zu segeln. Der Gegenwind ist möglicherweise stark, die Wellen hoch. Möglicherweise fühlen Sie sich überwältigt von den Gefühlen, die nun auftreten, und benötigen noch Hilfestellung im Umgang mit emotionalen Barrieren.

Vielleicht sind es auch gar nicht so sehr die Gefühle, die es Ihnen schwermachen, Ihr Leben wieder mehr in Einklang mit Ihren persönlichen Werten zu bringen, eventuell sind es eher bestimmte Gedanken, über die Sie stolpern.

Möglich ist auch, dass es Ihnen leichter fällt als gedacht, wieder aktiv zu werden. Auch das geschieht häufiger, wenn Menschen, die unter Depressionen leiden, sich mit ihren „Herzensangelegenheiten" verbinden und sich wieder auf den Weg machen. Manchmal ist der Angelhaken, an dem sie hingen, dieser hier: „Ich muss mich erst einmal wieder besser fühlen, dann kann ich auch anfangen, mein Leben in Ordnung zu bringen." Sich von diesem Gedanken zu lösen reicht manchmal schon aus, um wieder in die Richtung zu schwimmen, die die persönlichen Werte vorgeben. Aber Menschen sind sehr unterschiedlich. Möglicherweise hängen Sie an dem Haken ganz anderer Zweifel. Mit Hilfe der Übung 2-2 im zweiten Kapitel haben Sie bereits einiges über die Gedanken herausgefunden, von denen Sie sich manchmal blockieren und lähmen lassen. Dieses Wissen gilt es nun zu ergänzen, wenn Sie daran arbeiten, wieder in Bewegung zu kommen, wertebasierte Vorsätze zu fassen und sie umzusetzen. Insofern ist es also doch noch nicht ernst. Betrachten Sie diesen Schritt als einen, in dem es vor allem noch darum geht, zusätzliche Informationen darüber zu sammeln, was passiert, wenn Sie sich vornehmen, sich anders zu verhalten.

Übung 8-1: Vorsätze fassen

Fassen Sie für den folgenden Tag einen oder mehrere konkrete Vorsätze, die eine Veränderung darstellen im Vergleich dazu, wie Sie sonst Ihren Tag verbracht hätten. Überlegen Sie sich, was Sie am folgenden Tag anders machen wollen, in welcher Hinsicht Sie Ihr Verhalten wieder mehr an Ihren Wertvorstellungen ausrichten werden. Ein Vorsatz kann darin bestehen, *überhaupt etwas zu tun*, was Sie sonst nicht getan hätten, oder darin, es *auf eine bestimmte Weise* zu tun. Sie könnten sich also z. B. vornehmen, einen Bekannten anzurufen, mit dem Sie schon lange nicht mehr gesprochen haben, oder freundlicher und offener auf Ihre Kollegen im Büro zuzugehen, als Sie es üblicherweise tun.

Wählen Sie Vorsätze aus, die

1. handlungsbezogen sind. Nehmen Sie sich nicht vor, ein bestimmtes *Gefühl* zu haben oder nicht zu haben (darüber haben Sie sowieso keine Kontrolle), sondern definieren Sie Ihre Vorsätze unbedingt auf der *Verhaltensebene*.
2. realistisch sind. Grundsätzlich muss es zwar nicht verkehrt sein, sich anspruchsvolle Ziele zu setzen. Trotzdem empfiehlt es sich vor allem dann, wenn es Ihnen schwerfällt, wieder aktiv zu werden, sich für den Anfang nicht zu viel vorzunehmen. Steigern können Sie sich später immer noch.
3. etwas mit Ihren persönlichen Werten zu tun haben.

Nehmen Sie ein leeres Blatt Papier und zeichnen Sie sich **Tabelle 8-1** auf (oder kopieren Sie sie). Tragen Sie stichwortartig die Vorsätze und den dazugehörigen Wert ein. Dabei kann es durchaus sein, dass bestimmte Aktivitäten geeignet sind, gleich mehreren Werten Geltung zu verschaffen. Der Vorsatz beispielsweise, sich mit einem Freund zum Sport zu verabreden, kann gleichzeitig dazu dienen, „Kontakte zu pflegen, die mir wichtig sind“, als auch dazu, „etwas für mein körperliches Wohlbefinden zu tun“. Tragen Sie, falls Sie mit einer Handlung gleich mehrere Fliegen mit einer Klappe schlagen, auch mehrere Werte in die 2. Spalte ein. In die 3. Spalte tragen Sie möglichst genau ein, wann bzw. unter welchen Umständen Sie Ihren Vorsatz umsetzen wollen. Also beispielsweise „10 Uhr“, wenn Sie um diese Zeit einen Spaziergang machen wollen, oder „wenn mein Sohn nicht tut, was er soll“, wenn es darum geht, anderen mit Freundlichkeit und Geduld zu begegnen.

Nehmen Sie sich nicht zu viel vor! Schon ein einziger Vorsatz reicht manchmal, zumindest am Anfang des Prozesses. Nennen Sie aber an dieser Stelle nur solche Vorsätze, die nicht ohnehin schon Teil Ihres Lebens sind. Wenn Sie also in den letzten vier Wochen sowieso schon zweimal in der Woche Sport getrieben haben, wäre das Sporttreiben kein Vorsatz für diese Liste – es sei denn, sie wollen die Häufigkeit oder Dauer steigern.

Die 4. Spalte füllen Sie am Ende des Tages aus oder ggf. auch am nächsten Tag. Schreiben Sie „ja“, wenn Sie Ihren Vorsätzen eindeutig treu geblie-

Tabelle 8-1: Meine Vorsätze

Vorsätze für den ____________________ (Datum)

	Vorsatz (was und/oder wie?)	Dazugehörige(r) Wert(e)	Wann/unter welchen Bedingungen	Erreicht?
1				
2				
3				
4				

Tabelle abrufbar unter www.hogrefe.ch/Downloads/Gib-dich-nicht-auf

ben sind, und „nein", wenn nicht. Wenn eine solche klare Einschätzung nicht möglich ist, schreiben Sie „teilweise" und fügen eine Prozentzahl hinzu (zu 10, 20, 30 ... 90 Prozent erreicht), etwa wenn Sie zwar gejoggt haben, aber nicht so lange, wie Sie sich eigentlich vorgenommen hatten.

Wichtig ist – man kann es gar nicht genug hervorheben –, den Erfolg nicht danach einzuschätzen, wie Sie sich bei oder nach der Aktivität *gefühlt* oder was Sie *gedacht* haben. Messen Sie ihn daran, ob Sie *getan* haben, was Sie sich vorgenommen hatten oder nicht. Sie bewerten also nicht Ihre Gefühle, Ihre Gedanken oder andere innere Regungen, sondern ausschließlich Ihr Verhalten. Wenn Sie umgesetzt haben, was Sie sich vorgenommen hatten, haben Sie damit Ihr Verhalten wieder ein Stück (und sei es ein kleines) dem angenähert, wie es Ihren Vorstellungen von einem guten Leben entspricht. Selbst wenn es sich noch nicht gut *anfühlt*, *ist* es gut. Vielleicht überlegen Sie einmal: Wie könnte Ihr Leben in einem Monat, in einem Jahr, in zehn Jahren aussehen, wenn Ihnen dies wieder häufiger gelingt? Zollen Sie sich selbst Anerkennung für jeden kleinen Schritt in die richtige Richtung.

Aber wie bereits gesagt: In dieser Phase geht es vor allem darum, weitere Erkenntnisse darüber zu sammeln, was es Ihnen schwer macht, wertebasierte Vorsätze zu fassen und sie umzusetzen. Deshalb ist es wichtig, sich nicht nur mit denjenigen Vorhaben zu befassen, die Sie umgesetzt haben, sondern auch mit denjenigen, bei denen Ihnen das nicht gelungen ist.

Gibt es solche Pläne, die Sie nicht umgesetzt haben? Willkommen im Club! Etwas nicht zu schaffen, was man sich vorgenommen hat, ist eine menschliche Grunderfahrung, die nicht zu vermeiden ist. Wir alle scheitern, immer wieder, im Großen wie im Kleinen. Auch wenn wir es nicht mögen, auch wenn wir dazu neigen, es vor uns selbst oder vor anderen schönzureden. Niemand ist vor einer solchen Erfahrung gefeit – es sei denn, er nimmt sich überhaupt nichts mehr vor, weil er es völlig aufgegeben hat, die Gegenwart in irgendeiner Weise beeinflussen zu wollen.

Daher gilt es zunächst einmal, das Scheitern zu akzeptieren – und wenn es schmerzhaft ist, sich eine Portion Selbstanteilnahme zu gönnen. Um allerdings aus dem Scheitern zu lernen und Schlussfolgerungen zu ziehen, was Sie in Zukunft anders machen können, ist es hilfreich, sich die nicht umgesetzten Vorsätze noch einmal näher anzuschauen, und sich zu fragen, woran es gelegen hat.

Übung 8-2: Woran hat's gelegen?

Nehmen Sie sich diejenigen Vorsätze aus der Übung 8-1 vor, aus denen nichts geworden ist, und beantworten Sie folgende Fragen:

1. Gab es einen *äußeren* Hinderungsgrund? Wenn die Umsetzung an einem äußeren Grund gescheitert ist, den Sie nicht zu verantworten haben, brauchen Sie die weiteren Fragen nicht mehr zu beantworten.
2. War der Vorsatz zu anspruchsvoll? Obwohl Sie möglichst realistische Vorsätze auswählen sollten, kann es sein, dass sich im Nachhinein herausstellt, dass Sie sich Ihr Ziel doch zu hoch gesteckt haben.
3. Vielleicht gab es auch einen anderen Grund. Möglicherweise waren Sie innerlich nicht mit dem hinter dem Vorsatz stehenden Wert verbunden. Gegebenenfalls waren Sie sich nicht bewusst, *wozu* Sie tun wollten, was Sie sich vorgenommen hatten. Eventuell haben Sie dies aus dem Blick verloren oder der benannte Wert ist doch keiner, der Ihnen etwas bedeutet. Falls dies zutreffen sollte, dann kreuzen Sie die entsprechende Spalte in der **Tabelle 8-2** an.
4. Gab es weder einen äußeren Hinderungsgrund noch war Ihr Vorsatz zu anspruchsvoll und waren Sie auch mit dem dahinterstehenden

Wert verbunden, lag es möglicherweise an unüberwindlichen inneren Barrieren. Gab es schwierige Gedanken oder Gefühle, die mit der Umsetzung (oder allein mit dem Gedanken daran) verbunden waren? Zum Beispiel die Angst zu scheitern oder der Gedanke, dass Sie es nicht wert sind, dass sich irgendetwas in Ihrem Leben zum Besseren wendet? Gab es körperliche Empfindungen, die es Ihnen erschwert haben, Ihr Vorhaben in die Tat umzusetzen? Tragen Sie solche inneren Barrieren in die 5. Spalte ein. Falls schon einige Zeit verstrichen ist und Sie gar nicht mehr genau wissen, wie es im entscheidenden Moment in Ihrem Inneren aussah, dann nehmen Sie sich ein wenig Zeit und versuchen, die Situation noch einmal vor Ihrem inneren Auge wachzurufen. Wie waren die äußeren Umstände? Und was ist dann passiert – in Ihrem Kopf, in Ihrem Herzen, in Ihrem Körper?

Tabelle 8-2: Innere Barrieren

Nicht erreichte Ziele Datum/Nr.	Äußeres Hindernis	Ziel unrealistisch?	Nicht mit Wert verbunden?	Innere Barrieren (Gedanken/ Gefühle/ Empfindungen)

Tabelle abrufbar unter www.hogrefe.ch/Downloads/Gib-dich-nicht-auf

Es ist oft gar nicht so einfach zu sagen, was man in einem bestimmten Moment gedacht oder gefühlt hat. Besonders in schwierigen Momenten – wenn es uns sowieso schon schlecht geht oder wir an einem gesteckten Ziel gescheitert sind – neigen wir dazu, schnell wegzuschauen und uns mit anderen Dingen zu befassen. Bitte lassen Sie sich dennoch darauf ein. Wenn es Barrieren in Ihrem Inneren gibt, über die Sie in bestimmten Situationen nicht hinwegkommen, dann ist es wichtig, diese zu erkennen, um zu lernen, mit ihnen umzugehen. Sollte es Ihnen schwerfallen, sich die eigenen Gefühle bewusst zu machen, benötigen Sie vielleicht Hilfe von außen. Vielleicht gibt es jemanden, der Ihnen sagen kann, wie Sie in einem bestimmten Moment wirken, etwa ärgerlich, ängstlich oder bedrückt.

Übung 8-3: Meine typischen Barrieren

Fassen Sie am Ende dieses Schrittes einmal die Erfahrungen zusammen, die Sie damit gemacht haben, sich konkrete wertebezogene Ziele zu setzen. Welche Barrieren sind es typischerweise, die sich Ihnen in den Weg stellen, wenn Sie versuchen, sich Ziele zu setzen und sie zu erreichen? Tragen Sie diese in die folgende Liste ein. Vielleicht ist es eine einzige Barriere – immer dieselbe –, vielleicht sind es mehrere.

Tabelle 8-3: Typische Gedanken und Gefühle, von denen ich mich daran hindern lasse, mir Dinge vorzunehmen oder meine Vorsätze umzusetzen

1	
2	
3	
4	
5	
6	
7	
8	

Tabelle abrufbar unter www.hogrefe.ch/Downloads/Gib-dich-nicht-auf

9 Schwierige Gedanken entschärfen

Lassen Sie mich raten, welche Gedanken auf der Liste der Barrieren stehen, die es Ihnen schwermachen, Dinge zu tun, die Sie sich vorgenommen haben? Ist „Ich bin es nicht wert“, „Ich bin einfach nicht gut genug“, „Ich bin ein Versager“ dabei? Oder „Es hat sowieso alles keinen Sinn“, „Ich schaff das nicht“, „Es ist aussichtslos“? Möglicherweise sind es Sätze wie „Niemand mag mich“, „Ich gehöre nicht dazu“, „Es ist alles nur schrecklich“, „Die Welt geht vor die Hunde“? Vielleicht erzählen Sie sich auch kleine Geschichten wie „Es hätte niemals passieren dürfen, was passiert ist, und weil es sich nicht ungeschehen machen lässt, wird es mir niemals besser gehen“ oder „Es haben immer alle auf mir herumgehackt, das wird sich niemals ändern“?

Solche und ähnliche Gedanken machen Menschen, die unter Depressionen leiden, häufig das Leben schwer. Dass es typisch für depressive Menschen ist, die Dinge negativ zu sehen, sich auf Problematisches und Ungünstiges „einzuschießen“ sowie sich selbst, ihre Umgebung und ihre Zukunft negativ zu bewerten, wird Sie nicht überraschen. Vielleicht haben Sie das schon selbst bemerkt, vielleicht auch von anderen Menschen vermittelt bekommen: „Meine Güte, bist du negativ! Versuch doch mal, etwas positiver zu denken!“ Das ist sicher ein gut gemeinter Ratschlag. Die Frage lautet nur: Wie geht das? Wie schafft man das, den Schalter von negatives auf positives Denken umzulegen?

Wie gesagt, dass Menschen in einer depressiven Krise viele negativen Gedanken haben, ist nichts Neues. Was Sie hingegen möglicherweise überraschen wird: Auch Menschen, denen es gut geht, die nicht depressiv sind, haben viele negative Gedanken. Es ist eine Eigenschaft unseres Verstandes, jederzeit und auch ohne äußeren Anlass einen negativen Gedanken hervorbringen zu können. Im Zustand größten Glücks – in den Armen eines geliebten Menschen, am Ende eines perfekten Urlaubstages oder im Moment eines großen beruflichen Erfolges bringt er es fertig, Sätze zu fabrizieren wie „Und schon morgen kann alles vorbei sein“ oder „Das hab ich doch gar nicht verdient“. Ein wahrer Spielverderber kann er sein, unser Kopf. Er ist in der Lage, negativ zu denken – und tut es ausgiebig. Es ist die Aufgabe unseres Verstandes, uns auf Gefährliches, Schwieriges, Problematisches hinzuweisen. Er hebt die Dinge hervor, die nicht so sind, wie sie sein sollten, sowie die negativen Folgen, die sich daraus ergeben könnten. Wenn uns unser Geist negative Gedanken „schickt“, tut er also vor allem eines: Er macht seinen Job.

Es gibt allerdings einen typischen Unterschied zwischen Menschen, die zu Depressionen neigen, und solchen, die nicht so leicht depressiv werden. Dieser Unterschied bezieht sich weniger auf den *Inhalt* der Gedanken, sondern auf den *Umgang* mit ihnen.

Übung 9-1: Mein Umgang mit schwierigen Gedanken

Wie sieht Ihr Umgang mit schwierigen, kontraproduktiven Gedanken wie „Ich bin nichts wert“ oder „Es wird mir niemals besser gehen“ aus? Was tun Sie, wenn solche Bedenken auftreten? Wie gehen Sie innerlich damit um? Ändert sich Ihr äußeres Verhalten – und wenn ja, auf welche Weise?

Es gibt drei verschiedene Möglichkeiten, mit einem negativen Gedanken wie „Ich bin nichts wert“ oder „Es ist alles sinnlos“ umzugehen.

1. Die erste besteht darin, gegen den Gedanken anzukämpfen. Wer dies tut, versucht, sich diese Idee auszureden, grübelt nach („Warum denke ich so?“) und bemüht sich, sie wegzuschieben, oder versucht, sich und andere vom Gegenteil zu überzeugen. „Wenn ich mir ganz viel Mühe gebe und alles perfekt mache“ – so zum Beispiel die innere Logik – „dann kann es doch nicht sein, dass ich nichts wert bin.“ Dies sind Beispiele für Versuche, gegen einen negativen Gedanken anzukämpfen.
2. Eine weitere Möglichkeit besteht darin, den Gedanken für bare Münze zu nehmen, sich ihm zu ergeben. „Ja, es ist so, ich bin nichts wert. Es ist alles sinnlos.“ Daraus folgt dann die Resignation und der totale Rückzug.
3. Es gibt noch eine weitere Möglichkeit. Diese besteht darin, den Gedanken als solchen zu erkennen und zwar seine Anwesenheit zu akzeptieren, aber sich nicht weiter von ihm beeinflussen zu lassen, ihm

keine Macht zu geben. Ein solcher Gedanke ist dann wie eine Fliege, die einen umkreist und die sich nicht verscheuchen lässt, von der man sich aber nicht abhalten lässt, zu tun, was man will.

Welche dieser drei Umgehensweisen trifft am ehesten auf Sie zu? Und was glauben Sie, ist eher typisch für depressive Menschen? Vielleicht ahnen Sie es schon. Typisch für Menschen, die unter Depressionen leiden, sind die Möglichkeiten 1 und 2, typisch für die anderen eher die 3. Variante. Dass es nicht hilfreich ist, bestimmte negative Gedanken für bare Münze zu nehmen, ist ziemlich leicht nachvollziehbar. Wer davon überzeugt ist, dass er nichts wert ist und alles sinnlos ist, der wird sich keine Mühe geben, etwas an seiner Lage zu verändern und gibt auf.

Aber warum funktioniert die Möglichkeit 1 – das Ankämpfen gegen negative Gedanken – auch nicht so gut? Warum klappt es nicht, sich bestimmte Gedanken einfach „aus dem Kopf zu schlagen"? Wieso kann man sie nicht verdrängen, sie sich nicht ausreden, sich nicht vom Gegenteil überzeugen, sie ein für allemal ad acta legen? Warum wird es sogar manchmal eher schlimmer? Je mehr man gegen einen bestimmten Gedanken ankämpft, je mehr Geschütze (z. B. in Form von wunderbar logischen und überzeugenden Argumenten) man auffährt, je mehr man sich und aller Welt beweist, dass alles ganz anders ist als gedacht, umso mehr Macht gewinnt die Idee über einen. Wieso ist es so, dass Gedanken, die ich mit allen Mitteln bekämpfe, nicht irgendwann klein beigeben, sondern eher zurückschießen?

Einen wesentlichen Grund haben wir schon erwähnt: Unser Gedächtnis ist wie eine Festplatte, von der nichts gelöscht wird. Anders gesagt: Wir können zwar hinzulernen, aber nicht wirklich vergessen, was wir einmal gelernt haben. Alles Gelernte bleibt irgendwo in unserem Kopf erhalten und kann jederzeit wieder ins Bewusstsein treten. Selbst wenn wir einen Gedanken noch so häufig ins Hinterstübchen verbannen, immer wieder setzt er sich frech auf den besten Platz im Wohnzimmer. Das Nachdenken über einen Satz – z. B. über die Frage, ob man etwas wert ist – führt eher dazu, dass Verknüpfungen zwischen „Ich bin nichts wert" und anderen Inhalten in meinem Kopf hergestellt und gestärkt werden. Was passiert zum Beispiel, wenn ich versuche: „Ich tauge nichts" zu entkräften, indem ich denke: „Aber ich kann doch gut Mathe, habe nette Freunde und gestern hat mich mein Chef gelobt"? Es wird in meinem Kopf ein Netz gespannt zwischen „Ich tauge nichts“, Mathe, den Freunden und dem Lob des Chefs. Das ist nicht logisch, aber „*psycho*-logisch“. Stärke ich dieses Netz, indem ich immer weiter gegen bestimmte Gedanken anargumentiere, werden die gedanklichen Verknüpfungen immer stärker. Schließlich lande ich von den unterschiedlichsten Ausgangspunkten in diesem Netz ganz schnell bei „Ich tauge nichts“ und muss mir noch mehr Mühe geben, davon wieder wegzukommen.

Zu versuchen, sich einen negativen Gedanken auszureden, funktioniert also gewöhnlich nicht, sondern führt eher zum Gegenteil. Und warum klappt es ebenso wenig sich abzulenken? Was ist der Unterschied zwischen dem Bemühen, einem Gedanken keine Beachtung zu schenken (also der dritten von den genannten Möglichkeiten, mit negativen Vorstellungen umzugehen) und der Ablenkungsstrategie? Versuche ich, mich „mit Macht“ abzulenken, dann tu ich etwas nicht um seiner selbst willen, sondern mit dem Ziel, etwas Bestimmtes nicht zu denken oder zu fühlen. Setzen wir uns aber ein Ziel, dann überprüfen wir immer wieder, ob wir es auch erreichen. Unternehme ich also irgendeine Aktivität, z. B. in sozialen Netzwerken surfen, um nicht zu denken „Alles ist sinnlos“, dann stelle ich mir früher oder später automatisch die Frage: „Denke ich denn auch wirklich nicht mehr: ‚Alles ist sinnlos‘?“ Und – zack: „Alles ist sinnlos“ ist wieder da! Bin ich hingegen auf Facebook, weil ich es will, und nicht, um etwas Bestimmtes nicht zu denken, dann frag ich mich höchstens: „Was möchte ich mir noch anschauen?“ oder „Soll ich dazu etwas schreiben?“. Sollte „Alles ist sinnlos“ auf einmal wieder neben mir auf dem Sofa sitzen, kann ich vielleicht einfach „Hallo“ dazu sagen – und mich dann weiter mit den Dingen beschäftigen, die mir etwas bedeuten.

Möglicherweise werden Sie an dieser Stelle fragen: Aber macht man es sich nicht sehr einfach, wenn man negativen Einstellungen keine Beachtung schenkt? Ist das nicht sehr oberflächlich oder sogar verantwortungslos, wenn man mit allen Gedanken, die irgendwie stören, belasten oder einem gerade nicht passen, so umgeht, dass man sie einfach ignoriert?

Sie haben völlig Recht. Wir können es uns nicht leisten, alle negativen oder mit unguten Gefühlen einhergehenden Überlegungen zu ignorieren. Wir kämen in Teufels Küche, wenn wir das täten. Viele unserer negativen Gedanken sind durchaus sinnvoll und können uns helfen, ein gutes Leben im Sinne unserer Werte zu führen. Der Gedanke „Ich habe ein Problem" kann hilfreich sein, weil er mich dazu bringen kann, nach einer Lösung zu suchen. „Ich habe einen Fehler gemacht" kann mich veranlassen, nach einer Möglichkeit zu suchen, ihn wieder gut zu machen und ihn künftig zu vermeiden. „Es geht mir echt mies" führt ggf. dazu, dass ich schaue, was ich für mich tun kann, damit es mir wieder besser geht. „Ich könnte Schwierigkeiten bekommen" kann mich motivieren, mich auf kommende Situationen vorzubereiten, z.B. für eine Prüfung zu lernen oder etwas Geld auf die hohe Kante zu legen. Und selbst extrem schwierige Gedanken wie „Irgendwann werde ich sterben" können unter bestimmten Umständen Gutes nach sich ziehen, indem ich mir z.B. überlege, was ich mit meinem Leben noch machen möchte oder ob ich mit einem Testament für die Menschen sorgen kann, die mir wichtig sind. „Unter bestimmten Umständen" – das ist der entscheidende Teil des vorherigen Satzes. Es hängt von den Umständen ab, ob ein bestimmter Gedanke hilfreich ist – oder eine Barriere darstellt.

Umstände – damit sind zum einen die äußeren Faktoren gemeint. Es gibt bestimmte Situationen, in denen es sinnvoll ist, über ein bestimmtes Thema nachzudenken, z.B. über mögliche Schwierigkeiten, die auf einen zukommen könnten, oder über Fehler, die man gemacht hat. Es gibt aber auch Umstände, in denen dies nicht sinnvoll ist. Habe ich beispielsweise bereits ausgiebig über einen gemachten Fehler nachgedacht, ihn bereut, aus ihm gelernt und vielleicht entstandenen Schaden wiedergutgemacht, dann ist es in der Regel nicht sinnvoll, mich weiter mit meinem Irrtum beschäftigen. Oder wenn es die Situation verlangt, dass ich mich auf eine aktuell zu bewältigende Aufgabe konzentriere, dann ist es nicht nützlich, mir über Vergangenes oder Zukünftiges den Kopf zu zerbrechen.

Aber nicht nur von den *äußeren* Umständen hängt es ab, ob ein Gedanke hilfreich ist, eine Barriere darstellt oder einfach neutral ist, also keine besondere Wirkung hat. Es gibt auch *innere* Aspekte, die einen Gedanken zu einem Hemmnis machen können. Dies geschieht vor allem dann, wenn ich auf zwei Weisen mit ihnen umgehe:

1. Wenn ich sie bekämpfe und versuche, sie zu unterdrücken, gegen sie anzugehen. Wie bereits erwähnt: Ein Gedanke, gegen den ich mich wehre und den ich aktiv bekämpfe, lässt sich das nicht so einfach gefallen: Er schießt zurück. Gerade diejenigen Ideen machen sich immer mehr in meinem Kopf breit, die ich nicht haben will. Anders ausge-

drückt: Bin ich nicht bereit, einen Gedanken zu haben, bekomme ich ihn umso mehr. Eine niedrige innere Bereitschaft, etwas Bestimmtes zu denken, erhöht die Wahrscheinlichkeit, dass genau diese Vorstellung zu einem Hemmnis wird.

2. Wenn ich es aus dem Blick verliere, dass es einen entscheidenden Unterschied gibt zwischen der Wirklichkeit und *meinen Gedanken über* die Wirklichkeit. Wenn ich also meine Bewertungen, Schlussfolgerungen und Vorhersagen, die unter Stress oder in Krisen oft sehr negativ ausfallen, für bare Münze nehme und davon ausgehe, dass die Dinge genauso sind, wie ich über sie denke. So als würden meine Gedanken völlig von der Wirklichkeit beherrscht, als gäbe es keine anderen Einflüsse auf meine Gedanken als die Wirklichkeit. Die gibt es aber: So wird mein Denken z.B. durch bisherige Erfahrungen beeinflusst, aber auch durch meine jeweilige Stimmungslage.

Was folgt daraus? Nun, ich kann zwar meinen Kopf nicht daran hindern, alle möglichen Gedanken hervorzubringen, auch negative, abstruse und sinnlose, aber ich kann daran arbeiten, ihnen ihre negative Macht zu nehmen, indem ich

1. bereit bin, sie zu haben und nicht gegen sie ankämpfe,
2. sie sehe als das, was sie sind: Gedanken eben, nicht mehr und nicht weniger.

Gedanken über die Wirklichkeit sind etwas anderes als die Wirklichkeit. Dass ich eine bestimmte Ansicht habe, heißt nicht, dass sie die Wirklichkeit eins zu eins wiedergibt. Was ich denke und was tatsächlich wahr ist, sind zwei Paar Schuhe. Stimmt es nicht? Wie oft sind wir von etwas überzeugt, meinen hundertprozentig zu wissen, was passieren wird oder sind hundertprozentig sicher, im Recht zu sein – und hinterher stellt sich heraus, dass alles ganz anders ist und wir uns geirrt haben. Es sollte unserem Verstand die Schamesröte ins Gesicht treiben, sich klarzumachen, wie oft er mit seinen Einschätzungen, Bewertungen und Vorhersagen danebenlag. (Kann sich ein Verstand schämen? Scham ist schließlich ein Gefühl, und ich fürchte, der Verstand hat es nicht so mit den Gefühlen.) Was wir daraus lernen sollten, ist, etwas skeptischer zu sein, wenn uns der Verstand die nächste Bewertung, die nächste Vorhersage oder die nächste Schlussfolgerung „um die Ohren haut“.

Übung 9-2: Schwierige Gedanken entmachten

Überlegen Sie einmal: Welche Möglichkeiten haben Sie, um einen negativen Gedanken nicht so ernst zu nehmen, um sich nicht von ihm beherrschen zu lassen? Was z. B. können Sie auf einen solchen Gedanken antworten? Was können Sie sich selbst sagen? Was können Sie sonst tun?

Übrigens: In diesem Buch haben Sie bereits zwei kleine, aber effektive „Tricks" kennengelernt, kontraproduktiven Gedanken ihre Macht zu nehmen: Sie können Gedanken z. B. als Angelhaken sehen, Angelhaken, an denen Sie wie ein Fisch anbeißen können – oder auch nicht. Der andere Trick besteht darin, sich bei Ihrem Verstand zu bedanken: „Vielen Dank, lieber Verstand, für diesen Gedanken." Zugegeben, die Aufforderung, sich bei seinem Verstand für einen Gedanken zu bedanken, mag gelinde gesagt erstaunen – zumal wenn es ein schwieriger, belastender und negativer ist. Wieso sollten Sie sich trotzdem dafür bedanken? Betrachten Sie es einmal so: Ihr Verstand ist für Sie da. Seine Aufgabe ist es, Sie vor Gefahren zu warnen, auf Probleme hinzuweisen und Ihnen zu helfen, Schwierigkeiten zu bewältigen und gute Entscheidungen zu treffen. Dafür ist er gemacht und er setzt alles dran, seiner Verantwortung so gut wie möglich gerecht zu werden. Dafür gebührt ihm Dank. Allerdings ... nun ja, gerade weil er seine Aufgabe so ernst nimmt, übertreibt er es manchmal ein wenig. Und außerdem gibt es Themen, mit denen er sich weniger auskennt. Zum Beispiel ist er nicht so besonders fit im Umgang mit Gefühlen und mit zwischenmenschlichen Beziehungen, da ist er schnell überfordert. Auch viele andere Aspekte fallen nicht oder nur teilweise in seinen Zuständigkeitsbereich, beispielsweise körperliche Bewegung, sinnlicher Genuss, Spiritualität und Kreativität. Das ist alles nicht schlimm, wir Menschen bestehen ja nicht nur aus unserem Geist, sondern haben auch andere Quellen, auf die wir zurückgreifen können. Wie auch immer wir diese Quellen nennen: Intuition, Instinkt, Gefühl (oder Bauchgefühl), innere Stimme, Weisheit oder – für manche Menschen – die Verbundenheit mit Gott, mit dem Universum oder einer höheren Macht. Unser Intellekt mag diese „Konkurrenz" nicht und will nicht einsehen, dass er, auch wenn er alles analysieren und in schlaue Worte kleiden kann, auf einigen Gebieten Defizite hat. Weil er seine

Grenzen nicht akzeptiert, mischt er sich in alles ein, auch in Angelegenheiten, für die er gar nicht zuständig ist – und das kann dann zu Problemen führen. Wollten wir alles, was wir tun, ausschließlich mithilfe unseres Verstandes tun, wir wären verloren. Anders ausgedrückt: Der Verstand ist ein guter Diener (und in vielen Situationen ausgesprochen notwendig und hilfreich), *aber er ist ein schlechter Herr*: Wenn wir unserem Geist stets folgen, führt uns das in Sackgassen, aus denen wir nicht mehr herausfinden.

Bedanken wir uns bei ihm für einen Gedanken, hat dies einen dreifachen Effekt:

1. Wir erkennen an, dass unser Verstand im Grunde genommen etwas Gutes will und unser Freund ist. Dies hilft uns, ihn zu akzeptieren – es bleibt uns eh nichts anderes übrig.
2. Wir sehen unsere Gedanken als das, was sie sind, nämlich Produkte unseres Verstandes, und stellen damit ein Stück gesunder Distanz zwischen ihnen und uns her.
3. Wir nehmen unseren Ideen ein Stück ihrer Macht. Der Verstand schenkt uns Gedanken. Wir können nicht verhindern, dass man uns Geschenke macht. Und das wollen wir auch gar nicht, es könnte ja etwas Brauchbares oder Schönes dabei sein. Was wir mit den Geschenken machen, die wir erhalten, das entscheidet dann nicht mehr derjenige, von dem wir sie bekommen, sondern wir als Beschenkte. Behalten wir das Geschenk? Benutzen wir es? Wenn ja, wofür? Wenn nicht, was machen wir dann damit? Das alles entscheidest nicht du, lieber Verstand. Das entscheiden wir.

Es gibt noch weitere Möglichkeiten, mit kontraproduktiven Gedanken so umzugehen, dass sie möglichst wenig Macht haben. In manchen Situationen werden Sie es vielleicht schaffen, solche Einfälle einfach abzuschütteln. Da reicht vielleicht einfach ein kurzes Schnalzen mit der Zunge, ein Kopfschütteln, ein schlichtes „Ach Quatsch". Wenn das klappt – wunderbar. Dann brauchen Sie nichts weiter zu tun. Verschwenden Sie keine weitere Zeit und Energie an solche Eingebungen.

Nur wenn solche minimalen Mittel nicht ausreichen, um ihre Macht zu brechen, ist es angezeigt, nach anderen Wegen zu suchen. Im Folgenden werden einige Methoden beschrieben, mit denen Sie gedankliche Barrieren überwinden können.

Gedanken entmachten

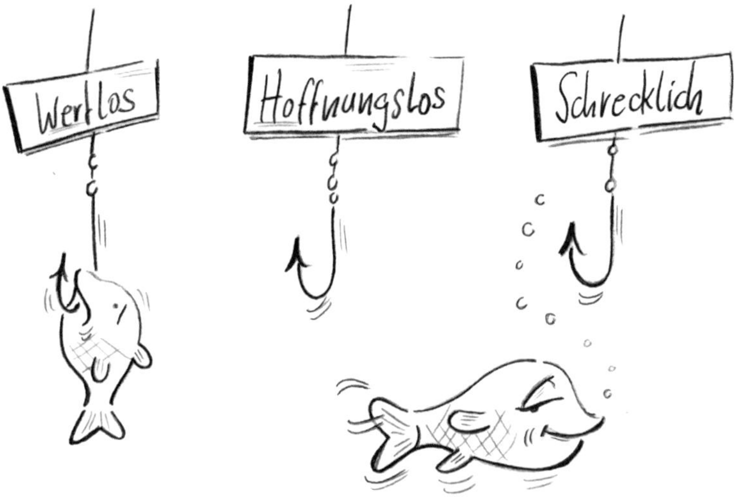

Gedanken sind wie Angelhaken. Wir können nicht verhindern, in bestimmten Momenten bestimmte Gedanken zu haben, aber können lernen, nicht an jeden Gedankenhaken anzubeißen.

Gedanken über die Wirklichkeit sind etwas anderes als die Wirklichkeit.
Der Verstand ist ein guter Diener, aber ein schlechter Herr.
Glaube nicht alles, was du denkst.

Was kann ich tun?

- Machen Sie sich bewusst, durch welche Gedanken Sie sich daran hindern lassen, Dinge zu tun, die Ihnen wichtig sind (Übungen 8-1, 8-2 und 8-3).
- Machen Sie sich Ihren Umgang mit schwierigen Gedanken bewusst (Übung 9-1) und lernen Sie, schwierige Gedanken zu entmachten (Übungen 9-2 und 9-3).
- Üben Sie, aus einem Aber ein Und zu machen (Übungen 10-1 und 10-2).

Gedanken betrachten

Die Technik des Gedankenbetrachtens übt man am besten zunächst in Form regelmäßiger kleiner Meditationen in entspanntem Zustand. Später lässt sie sich auch in schwierigen Situationen einsetzen, wenn man merkt, dass die gedankliche Aktivität einen stark belastet oder das Handeln negativ beeinflusst. Die Technik besteht darin, sich – am besten mit geschlossenen Augen – den Gedanken, der einem gerade durch den Kopf geht, bewusst zu machen, ihn als solchen zu akzeptieren und ihn dann loszulassen, indem man sich für den nächsten Gedanken öffnet, der in das Bewusstsein tritt. Man erlaubt also jedem Gedanken zu kommen und zu gehen. Wenn man will, kann man jeden einzelnen begrüßen: Hallo Gedanke! ... Und sich wieder von ihm verabschieden: Tschüs Gedanke.

Manchen Leuten hilft es, sich dabei eine fließende Bewegung vorzustellen – z. B. Fische, die in einem großen Aquarium von einer Seite zur anderen schwimmen, oder Blätter, die auf einem Fluss an einem vorbeiziehen – und dann einzelne Gedanken in diese Vorstellung hineinzusetzen. „Gleich muss ich noch einkaufen" kommt auf den Fisch, der sich jetzt gerade nähert. „Mir wird das alles zu viel" auf den nächsten Fisch usw.

Diese Technik sollten Sie regelmäßig, möglichst täglich, üben, dafür reichen ein paar Minuten. Sie werden merken, dass es zwar eine simple Übung ist, ihre Durchführung es aber in sich hat. Sie werden immer wieder an einzelnen Gedanken „hängen bleiben". Die Kunst besteht nicht darin, zu verhindern, dass das passiert, sondern, zu merken, *wenn es passiert,* um dann wieder zum Gedankenbetrachten zurückzukehren.

Eine Variante dieser Übung besteht darin, Gedanken aus dem Kopf in die geöffnete Hand „tropfen" zu lassen und dann die Hand umzudrehen, sodass sie auf den Boden fallen und davonfließen können.

Mit Gedanken spielen

Lernen Sie, mit Gedanken zu spielen, gerade auch mit denjenigen, die schwierig, belastend oder unbrauchbar sind. Sie können zum Beispiel einen bestimmten Gedanken eine Minute lang so oft laut hintereinander aufsagen, wie es geht. Oder sprechen Sie ihn in einem Dialekt, in einer Fremdsprache, so tief oder so hoch wie möglich oder gaaaaanz laaaaangsaaaaam. Oder singen Sie Ihre Gedanken: Komponieren Sie selbst ein Liedchen oder nutzen Sie eine bekannte Melodie, zum Beispiel „Alle meine Entchen" oder „Happy Birthday to You". Schriftlich geht das auch: Schreiben Sie die Eingebung auf: mal besonders schön, dann besonders krakelig, dann mit fieln Veelan. Verzieren Sie das Blatt mit Blümchen oder anderen dekorativen Elementen. Zählen Sie die Buchstaben zusammen oder lesen Sie den Satz von hinten nach vorne. „Versager ein bin ich." Oder jedes einzelne Wort: „Sad ffasch chi tchin."

Übung 9-3: Mein Gedanken-Entmachten-Training

Überlegen Sie sich für jeden Tag, ob und wann Sie das Betrachten von Gedanken üben und welche weiteren „Tricks" Sie einsetzen möchten, um störenden Gedanken ihre Macht zu nehmen.

Tabelle 9-1: Mein Gedanken-Entmachten-Training

Datum	Zeitpunkt	Durchgeführt	Weitere Tricks, welche?

Tabelle abrufbar unter www.hogrefe.ch/Downloads/Gib-dich-nicht-auf

10
Mich wieder auf das Leben einlassen

Lernen wir, anders mit unseren *Gedanken* umzugehen, hat das oft auch Auswirkungen auf unsere *Gefühle*. Wer nicht jeden seiner Gedanken so ernst oder für bare Münze nimmt, wer Gedanken einfach kommen und gehen lassen kann und wer in der Lage ist, mit ihnen spielerisch umzugehen, verändert damit oft die Wirkung dieser Gedanken auf sein Gefühlsleben. Ist ein Gedanke zunächst bedrückend, beängstigend oder quälend, wird es möglich, auf ihn gelassener zu reagieren – oder sogar über ihn zu schmunzeln. Dies schafft nicht nur mehr innere Freiheit, sondern lindert oft auch das Leid, das insbesondere von negativen Bewertungen und Vorhersagen ausgeht.

Das heißt aber nicht, dass sich damit alle schwierigen Gefühle – jeder Schmerz, jede Traurigkeit, jede Angst – wie von Zauberhand in Luft auflösen. Dies ist weder durch Drogen, Medikamente oder durch eine noch so ausgeklügelte Psychotechnik möglich noch wünschenswert. Wir brauchen unsere Gefühle, auch die, die unangenehm sind und wehtun. Zwar entstehen manche Gefühle dadurch, dass wir an negativen, verzerrten oder einseitigen Gedanken hängen wie ein Fisch am Angelhaken, und durch das Lösen vom Haken lassen auch Schmerz, Kummer und Stress nach. Dies gilt aber nicht für alle gefühlsmäßigen Reaktionen. Einige Emotionen werden unmittelbar durch eine Situation ausgelöst. Ist etwas, das eine große Bedeutung für uns hat, in Gefahr, dann reagieren wir mit Angst. Ebenso macht es uns traurig, wenn etwas, an dem unser Herz hängt, verloren gegangen ist. Werden Dinge, die für uns einen hohen Wert darstellen, von anderen mit Füßen getreten, reagieren wir mit Wut. Angst, Traurigkeit, Ärger und andere schwierige und schmerzhafte Gefühle gehören zum Leben dazu, und es ist weder möglich noch erstrebenswert, sie zu kontrollieren oder loszuwerden. Das Beste ist in der Regel, sie zu akzeptieren und sie als Begleiter zu betrachten, die sich eine Zeitlang zu uns gesellen, bis sie irgendwann wieder verschwinden. Gefühle verändern sich, das ist eine ihrer Haupteigenschaften, sie kommen und gehen. Beobachten wir sie achtsam, stellen wir als erstes fest, wie veränderlich, flüchtig und fließend sie sind. Das trifft vor allem dann zu, wenn wir nicht versuchen, gegen sie anzukämpfen, sie nicht in den Griff bekommen wollen, sondern ihnen freien Lauf lassen.

Akzeptanz von gefühlsmäßigen Reaktionen, gegen die wir sowieso nichts tun können, ist das eine. Wenn wir unter freiem Himmel unterwegs sind und es fängt an zu regnen, können wir nichts dagegen tun. Wenn wir uns nirgendwo unterstellen können und keine schützende Kleidung dabei haben, werden wir nass. Wir müssen es *akzeptieren*.

Etwas anderes ist es allerdings, wenn wir drinnen im Trockenen sitzen, es draußen regnet und es vielleicht etwas gibt, für das es sich lohnen würde hinauszugehen. Dann geht es um die Frage, ob wir *bereit* sind, unsere vier Wände, unsere „Komfortzone“, zu verlassen und eventuell dabei nass zu werden. Was ist, wenn wir versprochen haben, jemanden vom Bahnhof abzuholen, was, wenn im Garten noch die Polster liegen, die wir noch ins Haus holen sollten, weil sie durch den Regen Schaden nehmen? Was, wenn man uns am Arbeitsplatz erwartet?

In diesem Kapitel geht es um die Bereitschaft, Dinge zu tun, obwohl sie mit bestimmten unangenehmen oder anderweitig schwierigen Gefühlen verbunden sind.

Viele Menschen in einer depressiven Krise haben trotz des Schmerzes und des Kummers, unter denen sie leiden, noch eine mehr oder weniger vage Vorstellung davon, wie sie eigentlich leben möchten. In diesem Buch haben Sie Möglichkeiten kennengelernt, mit diesen Vorstellungen – Ihren persönlichen Werten – in Kontakt zu treten. Sie haben sich Fragen gestellt wie: Worauf lege ich Wert? Wie soll mein Leben aussehen? Was ist mir wichtig? Woran hängt mein Herz? Es ist gut, eine möglichst klare Vorstellung davon zu haben, was einem wichtig ist. Gerade dann, wenn man innerlich aus dem Takt gekommen ist, nicht mit sich im Reinen ist oder sich blockiert fühlt und man „versumpft“, hilft es einem, sich auf seine Werte zu besinnen. Wenn dann jedoch eine Idee auftaucht, was man an Sinnvollem oder Wohltuendem tun könnte, bildet sich oft im Kopf ein Wort, das einem gleich wieder allen Wind aus den Segeln nimmt. „Aber“ ist das Totschlagargument, mit dem unser Verstand manchmal gegen alle Überlegungen und Bemühungen ausholt, wieder aktiv zu werden und unser Leben zum Besseren zu wenden. „Aber“ ist die Mauer, die unsere Denkmaschine in Windeseile aufbaut zwischen uns und einem anderen, besseren Leben. „Aber“ gleicht dem inneren Schweinehund, der uns davon abhält, uns auf den Weg zu machen, um in die Richtung voranzukommen, in die der Kompass unserer Werte uns weist.

„Es wäre gut für mich, wenn ich ...“, „Ich weiß, ich sollte einfach mal ...“, „Es würde mich weiterbringen, wenn ich ...“, „Sinnvoll wäre es jetzt ...“ – so fangen manche Sätze hoffnungsvoll an. Diese Hoffnung wird jedoch oft schnell wieder im Keim erstickt durch ein großes „Aber“.

Übung 10-1: Meine Aber-Sätze

Was sind typische Aber-Sätze, die Ihr Verstand hervorbringt, wenn Sie sich Dinge vornehmen (oder nur daran denken, sich Dinge vorzunehmen), die sinnvoll, angenehm oder nötig wären? Machen Sie ein kleines Experiment, wenn Sie dazu bereit sind: Überlegen Sie, was Sie heute noch tun könnten, welcher zusätzlichen Aktivität Sie nachgehen könnten, die dazu führen könnte, dass Sie sich am Ende des Tages etwas zufriedener als sonst ins Bett legen würden. Beobachten Sie, was in Ihrem Kopf passiert: Spuckt Ihr Verstand einen Aber-Satz aus oder gleich mehrere?

Schreiben Sie diese Einwände, Ihre Aber-Sätze auf, wenn Sie überlegen, was Sie heute noch an Sinnvollem oder Angenehmem tun könnten.

Tabelle 10-1: Meine Aber-Sätze

	Aber-Satz („Ich könnte es tun, aber ...“)	R	G
1			
2			
3			
4			
5			

Tabelle abrufbar unter www.hogrefe.ch/Downloads/Gib-dich-nicht-auf

Gibt es noch andere typische Aber-Sätze, die in Ihrem Kopf auftauchen, sobald Sie anfangen, sich eine Aktivität vorzunehmen? Schreiben Sie diese Sätze noch dazu. Im Anschluss teilen Sie die Aber-Sätze in zwei Gruppen ein, je nachdem, ob es bei dem Hinderungsgrund um ein reales, ein in der Wirklichkeit vorhandenes Hindernis handelt (dann kreuzen Sie „R“ an) oder ob es sich um ein Gefühl handelt („G“).

Beispiele für reale Hindernisse („R“) sind:

- es sich nicht leisten zu können
- körperlich nicht in der Lage dazu zu sein
- niemanden zu haben, der mitmacht (wenn es Aktivitäten sind, die man nur zu mehreren tun kann)
- keine Zeit dazu zu haben
- (noch) nicht über die nötige Fähigkeit zu verfügen.

Beispiele für gefühlsbegründete Einwände des Verstandes („G“) sind:

- keine Lust dazu zu haben
- Angst zu haben, dass es schiefgehen könnte
- unsicher zu sein, ob es wirklich sinnvoll ist
- Angst zu haben, dass man hinterher noch frustrierter sein könnte, falls es nicht funktioniert
- niedergeschlagen zu sein
- zu befürchten, es könnten schmerzhafte Erinnerungen geweckt werden.

Manchmal lohnt es sich, Aber-Sätze, die sich auf reale Hindernisse beziehen, näher unter die Lupe zu nehmen: Ist es *wirklich* so, dass es einfach nicht machbar ist, oder gäbe es vielleicht doch eine Möglichkeit? Gelegentlich tauchen im Denken Hürden auf, die nicht unbedingt welche sind, wenn man es sich genau überlegt – oder vielleicht mit jemandem bespricht, der die Situation von außen betrachtet. Hin und wieder bietet auch eine Abwandlung der angestrebten Aktivität die Lösung: „Ich möchte gerne etwas Sport treiben, habe aber Probleme mit meinem Knie.“ Langes Laufen geht dann nicht, Schwimmen hingegen wäre möglich. „Ich würde gerne mit jemandem ins Kino gehen, aber meine beste Freundin hat keine Zeit.“ Vielleicht könnte ich mal die Nachbarn fragen, ob sie nicht Lust hätten mitzukommen.

Mehr noch als die „R-Einwände" Ihres Verstandes interessieren uns an dieser Stelle die Aber-Sätze, die sich auf Gefühle beziehen. Wir sind daran gewöhnt, bestimmte Gefühle als Gründe dafür zu akzeptieren, dass jemand etwas tut oder lässt. Warum geht Marcel nicht zum Zahnarzt, er hat doch solche Zahnschmerzen? Aha, er hat Angst vorm Zahnarzt, das ist der Grund. Aber kann man zum Zahnarzt gehen, auch wenn man Angst davor hat? Natürlich kann man das. Warum hat Frau Maier ihren Mann angeschrien und geschlagen? Weil sie so wütend auf ihn war. Aha. Aber kann man nicht auch wütend auf jemanden sein und ihn nicht anschreien oder schlagen? Ja sicher. Warum ist Frau Fischer nicht zum Sport gegangen? Sie hatte keine Lust. Aha. Aber ist es möglich, keine Lust zu haben und trotzdem zum Sport zu gehen? Selbstverständlich ist es das.

Gefühle sind weder Ursachen für Handlungen noch Hinderungsgründe. Wir haben es immer in der Hand, ob wir etwas tun oder nicht tun – unabhängig davon, wie es sich anfühlt. Machen Sie einen Test, wenn Ihr Kopf ein Gefühl als Hinderungsgrund sieht. Es wäre gut, dies oder jenes zu tun, aber dann hätte ich dieses oder jenes Gefühl, also geht es nicht. Was wäre aber, wenn Sie mit dieser Handlung das Leben eines geliebten Menschen retten könnten. Könnten Sie es dann tun?

Wie können wir Abhilfe schaffen? Es gibt einen sehr simplen kleinen Trick. Wir machen aus dem „Aber" ein „Und" – und schauen, was passiert.

Wenn Sie also denken: Ich werde etwas tun, was mir sinnvoll erscheint ... und Ihr Verstand dann hinterherschiebt: Aber dann wirst du dieses oder jenes unangenehme oder schwierige Gefühl haben, ersetzen Sie dieses Aber durch ein Und:

Ich werde es tun *und* ich werde Angst haben/mich unsicher fühlen/lustlos sein.

Es geht nicht darum, dass es grundsätzlich falsch wäre, unsere Gefühle bei unseren Entscheidungen, ob wir etwas tun wollen oder nicht, zu berücksichtigen. Selbstverständlich werde ich manchmal etwas unterlassen, weil es mit schwierigen oder unangenehmen Gefühlen verbunden ist. Aber es ist *möglich,* eine Handlung auszuführen, auch wenn sie mit störenden Gefühlen verbunden ist. Das Aber unseres Verstandes schlägt oftmals eine Tür zu. Dahinter liegen vielleicht Ängste, Traurigkeit oder Scham, aber auch die Aussicht auf ein insgesamt besseres und erfüllteres Leben. Das Und öffnet die Tür wieder. Und jetzt liegt es an mir, zu entscheiden, ob ich hindurchgehen will.

Übung 10-2: Aus einem Aber ein Und machen

Formulieren Sie hier Tätigkeiten, die Sie sich für die nächste Zeit vornehmen. Welche schwierigen Gefühle könnten dabei auftreten? Schreiben Sie einen oder mehrere Sätze, in denen Sie Ihre Absicht und die möglichen emotionalen Reaktionen darauf mit einem Und verknüpfen. Einige Beispiele:

- Ich werde heute Abend noch einen Spaziergang machen *und* ich werde, bevor ich losgehe, keine Lust dazu haben.
- Ich nehme mir vor, morgen Abend den Fernseher auszulassen, *und* ich werde sicher einen Drang haben, ihn doch einzuschalten.
- Bei nächster Gelegenheit spreche ich mit meiner Frau über unsere Schwierigkeiten *und* ich habe Angst, dass wir uns streiten könnten.

Nehmen Sie in Zukunft die Aber-Sätze Ihres Verstandes nicht ungeprüft hin. Fragen Sie sich: Ist es möglich, aus dem Aber ein Und zu machen?

Wenn ich die Aber-Sätze der Kategorie „G“ (bei denen also auf das Aber ein Gefühl folgt) aus Tabelle 10-1 so verändere, dass aus dem Aber ein Und wird, öffnet das die Tür zur Bereitschaft. Dies ermöglicht es mir, mich so zu verhalten, dass ich in meinem Leben Richtungen einschlagen kann, die etwas mit mir und meinen persönlichen Werten zu tun haben. Bereitschaft

Tabelle 10-2: Und statt Aber

Plan, Wunsch, Vorsatz	und	schwieriges Gefühl, das damit einhergeht
	und	
	und	
	und	
	und	
	und	

Tabelle abrufbar unter www.hogrefe.ch/Downloads/Gib-dich-nicht-auf

ermöglicht mir, mehr der Mensch zu sein, der ich eigentlich gerne wäre, und etwas weiterhin zu tun, obwohl es mit schwierigen Gefühlen verbunden ist. Und sie ermöglicht mir, mein Verhalten zu verändern, auch wenn es sich zunächst nicht gut anfühlt.

Bereitschaft bedeutet nicht, leiden zu *wollen*. Es geht auch nicht darum, irgendeine schmerzhafte Situation auszuhalten, in der ich keinen Sinn sehe und die prinzipiell veränderbar ist. Es geht darum, eine Richtung einzuschlagen, die mit meinen Werten zu tun hat, und mich nicht von Ängsten, Unsicherheiten, Mühen und sonstigen emotionalen Reaktionen davon abhalten zu lassen, den Weg zu gehen. Meine Gefühle betrachte ich als Begleiter, die ein größeres oder kleineres Stück des Weges mit mir zusammen zurücklegen. Aber nicht sie bestimmen, wo es langgeht, sondern ich.

Stellen wir uns vor, wir wären ein Busfahrer, der eine bestimmte Route fährt. Wir tun damit etwas Sinnvolles: Sorgen dafür, dass Marie und Leo zur Schule kommen, Frau Schneider ins Büro, dafür, dass Frau Müller ihren Arzttermin wahrnehmen und Herr Schmidt in der Innenstadt ein Geburtstagsgeschenk für seine Tochter besorgen kann. Als Busfahrer haben wir zwar Kontrolle darüber, wo wir den Bus hinsteuern, aber es liegt nicht in unserer Hand, wer bei uns einsteigt und wie sich die Fahrgäste benehmen. Stellen wir uns vor, es steigen finstere Gestalten in den Bus ein, aggressive Burschen, die zu uns nach vorn kommen und anfangen, Stress zu machen. „Eh Alter, bieg mal links ab da vorne!“, „Fahr da hinten rechts rein!“, „Pass mal auf, du wendest jetzt und fährst zurück!“ Sie tun uns nicht wirklich etwas, die Typen, aber sie sind sehr unangenehm und aufdringlich. Unser Dilemma: Tun wir, was sie von uns verlangen, verziehen sie sich in den hinteren Teil des Busses und wir haben unsere Ruhe. Aber dann weichen wir von unserer Route ab, Frau Müller kommt nicht zum Arzt und die Kinder nicht in die Schule. Halten wir aber Kurs, fahren den Bus weiter auf der vorgesehenen Strecke, dann belästigen die unangenehmen Gesellen uns erst einmal weiter. Nur wenn wir bereit sind, ihre Anwesenheit zu ertragen, haben wir eine Chance, das zu tun, was wir uns vornahmen, als wir uns auf den Fahrersitz setzten: unseren Job zu machen und dafür zu sorgen, dass die Fahrgäste dorthin kommen, wo sie hinwollen.

In diesem Vergleich stehen die aufdringlichen Fahrgäste für schwierige, unangenehme Gefühle, die manchmal auftreten und von denen wir uns dazu gedrängt fühlen, von unserer Route – der Strecke, die wir selbst aufgrund unserer persönlichen Wertvorstellungen wählen – abzuweichen. Wir haben es nicht im Griff, welche Gefühle sich in einer bestimmten Situation bei uns einstellen, im Griff haben wir aber das Lenkrad. Wenn wir bereit sind, die fiesen Typen eine Zeitlang neben uns stehen zu haben, können wir den Bus nach unseren Vorstellungen und Zielen steuern. Dann sind wir frei, die Spielräume und Chancen unseres Lebens so zu nutzen, wie wir es für richtig halten.

Übung 10-3: Schwierige Fahrgäste in meinem Lebensbus

Welche finsteren Gestalten steigen manchmal in Ihren Lebensbus ein? Was verlangen sie von Ihnen, wohin sollen Sie fahren bzw. wohin sollen Sie nicht fahren? Was sollen Sie tun oder lassen? Und was können Sie dennoch tun, falls Sie bereit sind, die Anwesenheit dieser Typen in Ihrer Nähe zuzulassen?

Tabelle 10-3: Schwierige Fahrgäste in meinem Lebensbus

Unangenehme Fahrgäste, die manchmal in meinen Bus einsteigen	Wozu sie mich drängen	Wohin ich meinen Bus dennoch lenken kann, wenn ich bereit bin, sie in meiner Nähe zu haben

Tabelle abrufbar unter www.hogrefe.ch/Downloads/Gib-dich-nicht-auf

Commitment

Manchmal sind es übrigens nicht nur finstere Typen, die versuchen, dem Busfahrer die Hölle heiß zu machen, wenn er ihren Forderungen nicht nachgibt, manchmal sind es auch charmante und attraktive Passagiere, die ihm Versprechungen machen und ihn mit Belohnungen locken: „Wenn du da vorn links fährst, wird es dir sehr gut gehen", „Ich hab was für dich, dreh mal um, und du wirst es nicht bereuen!" Nicht nur auftretende negative Gefühle, sondern auch die Aussicht auf positive macht es uns manchmal schwer, einen eingeschlagenen Kurs zu halten, ein Ziel zu verfolgen und unseren Werten treu zu bleiben.

In beiden Fällen brauchen wir Bereitschaft, nämlich einerseits dazu, schwierige Gefühle als Begleiter auf unserem Weg zu akzeptieren, und andererseits dazu, auf kurzfristigen Lustgewinn zu verzichten. Außerdem benötigen wir noch etwas, für das es auf Deutsch keine gute Übersetzung gibt: Commitment heißt es auf Englisch. Gemeint ist die innere Festlegung auf ein Ziel, auf eine Handlungsweise oder auf einen persönlichen Wert. Wenn ich ein Commitment eingehe (oder neudeutsch „mich committe"), dann sage ich: „Es ist mir nicht egal, was passiert, sondern ich werde tun, was ich kann, um die Geschehnisse in eine bestimmte Richtung zu beeinflussen." Commitment ist das Gegenteil von Gleichgültigkeit, es bedeutet, einer Sache verschrieben zu sein, zu wissen, was einem wichtig ist, und im Sinne dieses Wissens engagiert zu handeln. Der Busfahrer, der trotz der Bedrängnis durch die lästigen Passagiere Kurs hält, ist bereit, ihre Anwesenheit und ihre Rüpeleien zu ertragen, denn es ist ihm nicht egal, wohin er seinen Bus steuert. Er hat sich innerlich dazu verpflichtet, einer Route zu folgen. Das ist sein Commitment.

Sich zu „committen" ist, so könnte man vielleicht auch sagen, die erwachsene Form des Wollens. In der Regel wollen wir nicht leiden. Wenn ich gemütlich auf der Couch sitze und mir dann einfällt, dass ich ja noch zum Sport gehen wollte, denke ich vielleicht: „Ich will mich jetzt nicht anstrengen. Ich will nicht hinaus in die Kälte. Ich will nicht in das blöde Studio." „Ich will nicht" ist eine unmittelbare, innere Reaktion auf etwas, was sich nicht gut anfühlt oder von unserem Kopf negativ bewertet wird. Natürlich will der Busfahrer nicht durch unverschämte Fahrgäste belästigt werden, natürlich wollen wir keine unangenehmen Gefühle oder Gedanken haben. Kinder bleiben oft bei diesem „Ich will nicht" stehen und benötigen manchmal die Unterstützung von Erwachsenen, um zu entscheiden, ob es nicht sinnvoll ist, etwas zu tun, obwohl sie es nicht wollen. Als Erwachsene brauchen wir die Fähigkeit, uns zu committen, um auch dann Dinge zu tun, wenn eine kindliche Stimme in uns flüstert (oder schreit): „Ich will nicht!"

Ein Commitment einzugehen bedeutet, sich innerlich auf einen Weg festzulegen, den man gehen will. Es bedeutet nicht, niemals von diesem Weg abzuweichen, denn das wäre unrealistisch. Wir nehmen uns etwas vor, und schaffen es dann doch nicht. Der Unterschied besteht darin, dass wenn wir uns auf den gewählten Weg festgelegt haben und dieses Commitment beibehalten, dann kehren wir auf ihn zurück, sobald wir uns bewusst geworden sind, dass wir davon abgewichen sind.

Die Versuchen-Hoffen-Falle

Manchmal fällt es uns schwer, Commitments einzugehen, z.B. uns für einen bestimmten Tag eine bestimmte Aktivität vorzunehmen. Wir haben Angst, dass wir unseren Vorsatz doch nicht umsetzen werden und wir dann vor uns selbst oder anderen dumm dastehen. Dann sagen wir manchmal Dinge wie „Ich hoffe, ich werde es tun" oder „Ich versuche, es zu tun." Wir lassen uns ein Hintertürchen auf, belassen es im Vagen, ob wir es ernst meinen mit unserem Commitment oder nicht. Doch „hoffen" können wir eigentlich nur auf Dinge, die nicht in unserer Hand liegen, z.B., dass das Wetter morgen schön genug ist, um ein Picknick zu machen. Der Begriff „versuchen" passt da, wo wir durch unser Tun bestimmte Ziele erreichen können – oder auch nicht. Aber wenn es darum geht, etwas zu tun, gibt es eigentlich kein Hoffen und kein Versuchen. Es hängt nicht von anderen Umständen ab, ob ich etwas tu oder nicht, sondern von mir selbst. Und es gibt auch kein Versuchen – es gibt Tun oder Nichttun. Kein wahres Commitment einzugehen mag manchmal eine gute Strategie sein, z.B. in Situationen, in denen wir selbst oder andere uns mehr abverlangen, als es unseren Möglichkeiten entspricht, oder wir selbst oder andere sehr streng mit uns sind und wir für das Nichterfüllen von Zusagen unbarmherzig bestraft werden. Wenn wir allerdings nur „hoffen", etwas Bestimmtes zu tun, oder es nur „versuchen" wollen, wird es womöglich immer unwahrscheinlicher, dass wir etwas tun, was zwar wertvoll und wichtig für uns wäre, aber mit schwierigen Gefühlen und Gedanken verbunden ist. In diesem Fall sollten wir uns vielleicht lieber weniger schwierige Ziele vornehmen – und in jenen Situationen, in denen wir trotz eines Commitments nicht getan haben, was wir uns vorgenommen hatten, gnädiger mit uns werden. Denn mal einen Plan nicht umzusetzen ist nur menschlich. So wird aus dem Hoffen und Versuchen ein echtes Commitment: „Ich werde es tun *und* ich habe Angst, dass ich es vielleicht nicht tun werde, obwohl ich es mir vorgenommen hatte" oder „Ich nehme es mir fest vor *und* ich weiß, dass auch feste Vorsätze nicht immer in die Tat umgesetzt werden."

In depressiven Krisen fällt es uns oft sehr viel schwerer als sonst, Commitments einzugehen und erfüllen. Oft erhebt sich bei jedem Versuch dazu ein regelrechter Chorgesang aus Zweifeln, Warnungen und negativen Bewertungen in unserem Kopf: „Bist du sicher, dass du das tun willst? ... Wer weiß, was alles passieren kann ... Das schaffst du nicht! ... Lass das mal, das wird sowieso nichts ... Hat doch sowieso alles keinen Zweck ..." Es ist eine echte Herausforderung, sich bei so starkem inneren Gegenwind auf Ziele und Handlungen festzulegen. In guten Zeiten brauchen wir oft viel weniger bewusste Commitments: Es geschieht mehr oder weniger von allein, dass wir wissen, was uns wichtig ist, und wir unser Handeln daran ausrichten. In schlechten Phasen benötigen wir hingegen oft ein wenig Rückenstärkung dabei. Diese Unterstützung können uns entweder andere geben, indem sie z. B. mit uns gemeinsam Pläne schmieden oder uns an gefasste Vorsätze erinnern. Wir können uns allerdings auch selbst dabei unterstützen, indem wir uns gezielt etwas vornehmen und es umsetzen. Dabei bewährt es sich, für jeden Tag ein kleines Programm zu erstellen, in das wir sowohl Aktivitäten aufnehmen, denen wir nachgehen wollen, als auch Handlungsweisen, die uns wichtig sind. Wir schreiben uns also auf, was wir tun wollen und wie wir es tun wollen, und bauen uns so eine Art Geländer, das uns hilft, durch den Tag zu kommen, ohne uns zu verlieren. Diese Art von Commitments kann sehr viel Zeit und Energie sparen, wenn wir dazu neigen, uns in fruchtlose Grübeleien zu verstricken. Habe ich mich einmal festgelegt, brauche ich Fragen wie „Will ich das wirklich?", „Schaff ich das überhaupt?", „Ergibt das denn Sinn?" oder „Hab ich denn Lust dazu?" nicht mehr zu beantworten – selbst wenn mein Kopf sie immer wieder stellt –, denn ich hab mich ja schon entschieden.

Tun, was mir wichtig ist

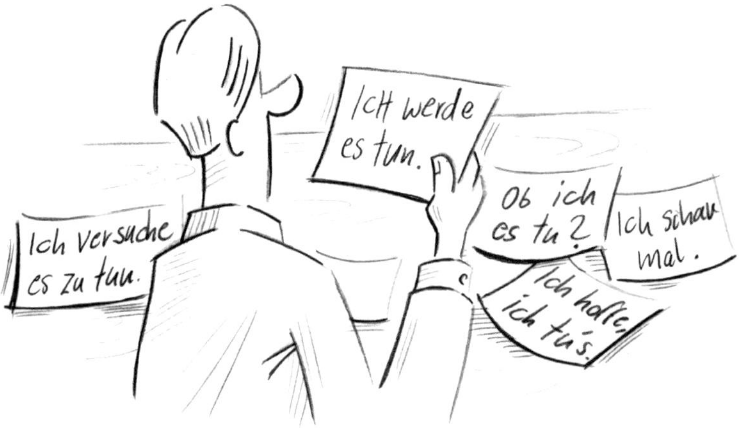
Ich versuche es zu tun.
Ich werde es tun.
Ob ich es tu?
Ich schau mal.
Ich hoffe, ich tu's.

Manchmal lassen wir uns von allen möglichen Dingen abhalten, aktiv zu werden oder unser Verhalten zu verändern. Aber nur wenn wir uns darauf festlegen, bestimmte Dinge zu tun oder zu lassen, haben wir auch eine Chance, etwas zum Besseren zu wenden.

Es gibt nichts Gutes, außer man tut es (E. Kästner).
Man kann sich nicht aussuchen, wie man sich fühlt, aber wie man handelt.
Dinge ändern sich nicht, wenn wir nur darüber nachdenken.

Was kann ich tun?

- Fassen Sie handlungsbezogene, realistische und werteorientierte Vorsätze (Übung 8-1).
- Machen Sie sich Handlungsbarrieren bewusst und lernen Sie, sie zu überwinden (Übungen 8-2, 8-3, 9-1, 9-2, 9-3, 10-1, 10-2).
- Lernen Sie, Ihren Lebensbus zu steuern, auch wenn lästige Fahrgäste einsteigen (Übung 10-3).
- Planen Sie Aktivitäten (10-4, 11-1).
- Bleiben Sie in Kontakt mit Möglichkeiten, Werte in Handeln umzusetzen (Übung 12-1).

Übung 10-4: Mein Commitment-Geländer für den Tag

Von dieser Übung können Sie besonders profitieren, wenn Sie feststellen, dass Sie zu viel Zeit passiv verbringen oder mit Aktivitäten vergeuden, die Sie im Übermaß tun, und gleichzeitig anderes, das Ihnen eigentlich wichtig ist, auf der Strecke bleibt. Auch wenn Sie daran arbeiten wollen, anders mit sich selbst, mit Ihren Mitmenschen oder mit bestimmten Situationen umzugehen, kann Ihnen dieses „Commitment-Geländer" helfen. Ein solches Geländer kann etwas sehr Hilfreiches sein, wenn man sich in einem unwegsamen Gebiet – einer schwierigen Phase seines Lebens – vorwärtsbewegen will. Das Gehen selbst verlangt einem dann schon so viel ab, dass es besser ist, wenn man dabei nicht noch zusätzlich immer wieder entscheiden muss, ob und wohin man den nächsten Schritt setzt. Und solange ich mich an diesem Geländer festhalte, das ich mir selbst zusammengebaut habe, weiß ich: Ich bin auf einem selbst gewählten Weg in eine Richtung unterwegs, die mir und meinen persönlichen Vorstellungen von einem guten Leben entspricht. Das kann sehr viel Halt geben in Momenten, in denen sich sonst alles wackelig und holperig anfühlt.

Was will ich tun? Tragen Sie in **Tabelle 10-4** Aktivitäten ein, die Sie sich für den Tag vornehmen. Es können ruhig kleine Dinge sein – z. B. einen bestimmten Artikel lesen, einen Spaziergang machen, einen Angehörigen anrufen oder etwas in Ihrer Wohnung verschönern –, die aber eine Bedeutung für Sie haben und die sonst zu kurz kommen. Tätigkeiten, die Sie sowieso umsetzen, weil Sie „Pflichtprogramm" oder Teil Ihrer täglichen Routine sind, brauchen Sie nicht zu notieren. Es kann sehr hilfreich sein, von vornherein eine Uhrzeit für die Aktivität einzuplanen, soweit das möglich ist. Die Spalte Bemerkungen können Sie sowohl bei der Planung nutzen (z. B. wenn Sie sich daran erinnern möchten, wozu es wichtig ist, das zu tun, was Sie tun möchten) als auch dazu, Erfahrungen festzuhalten, die Sie mit der Aktivität gemacht haben. Und wenn Sie der geplanten Tätigkeit nicht nachgegangen sind, notieren Sie, was es für Sie schwierig gemacht hat.

Tabelle 10-4: Mein Commitment-Geländer für den Tag: Was will ich tun?

Uhrzeit	Aktivität	Bemerkungen

Tabelle abrufbar unter www.hogrefe.ch/Downloads/Gib-dich-nicht-auf

Wie will ich tun, was ich tu? Tragen Sie in **Tabelle 10-5** bestimmte *Handlungsweisen* ein, die Sie sich für diesen Tag vornehmen möchten. Gemeint ist damit eine Art und Weise, wie Sie Ihre Aktivitäten ausführen, mit sich und anderen umgehen möchten und worauf Sie in Bezug auf Ihr eigenes Handeln Wert legen. Wie möchten Sie sich verhalten? Freundlich, verständnisvoll, fair, geduldig, gewissenhaft, achtsam, respektvoll ...? Vielleicht gibt es einzelne Situationen, für die Sie sich diese Handlungsweisen besonders vornehmen, zum Beispiel im Umgang mit bestimmten Menschen oder bei bestimmten Aktivitäten. Dann tragen Sie auch dies in die Tabelle ein.

Schließen Sie den Tag damit ab, dass Sie noch einmal durchgehen, was Sie sich vorgenommen hatten. Machen Sie sich bewusst, was gut gelaufen ist, erkennen Sie es sich an. Vielleicht stellt sich Zufriedenheit ein, insbesondere wenn Sie sich klarmachen, wozu es gut war, die Dinge zu tun, die Sie getan haben. Halten Sie sich Ihre Erfolge zugute und machen Sie sie auch nicht dadurch schlecht, dass Ihr Handeln nicht vom „richtigen" Gefühl begleitet war.

Und wenn etwas nicht geklappt hat? Wenn Sie nur wenig oder gar nichts von dem getan haben, was Sie sich vorgenommen hatten? Dann willkommen im Club: Es ist eine Erfahrung, die Menschen immer wieder machen,

Tabelle 10-5: Mein Commitment-Geländer für den Tag: Wie will ich tun, was ich tu?

Handlungsweise	Situation

Tabelle abrufbar unter www.hogrefe.ch/Downloads/Gib-dich-nicht-auf

gerade auch in einer psychischen Krise: Wir nehmen uns Dinge vor, meinen es auch ernst – und dann setzen wir sie dennoch nicht um. Was löst eine solche Erfahrung in Ihrem Kopf aus? Bringt Ihr Verstand Gedanken hervor wie „War doch klar, dass das nichts wird!“, „Das schaffst du nie!“ oder „Gib doch endlich auf!“? Steckt er Sie in eine seiner zahlreichen Bewertungsschubladen: faul, schwach, unfähig, minderwertig, Versager ...? So ist er, unser lieber Verstand: Er bewertet und beurteilt, gerne pauschal, gerne negativ. Mittlerweile wissen Sie: Nichts in der Welt kann ihn davon abhalten, dies zu tun. Aber Sie haben auch gelernt: Nichts in der Welt kann *Sie* davon abhalten, sich bei Ihrem Verstand für diesen Gedanken zu bedanken, nicht an dem Haken, der da hängt, anzubeißen – und erneut das Commitment einzugehen, den morgigen Tag so zu leben, dass Ihre persönlichen Herzensangelegenheiten darin vorkommen.

Und dazu können Sie sich schon heute wieder ein Commitment-Geländer für den nächsten Tag bauen. Die Erfahrungen, die Sie heute damit gemacht haben, können Ihnen dabei nützlich sein.

11 Mein Leben aktiv gestalten

Welche Erfahrungen haben Sie mit dem Commitment-Geländer gemacht? Fanden Sie es hilfreich, haben Sie davon profitiert? Hat es Ihnen dabei geholfen, Ihre Tage so zu gestalten, dass das, was Ihnen lieb und teuer ist, stärker darin zur Geltung kam? Konnten Sie mit sich selbst fürsorglicher und liebevoller umgehen? Haben Sie etwas für Ihr persönliches Wachstum getan, für Ihre zwischenmenschlichen Beziehungen und für das, was Ihnen im Bereich Arbeit und Engagement wichtig ist?

Wenn Sie sagen: „Ja, alles prima, ich bin wunderbar mit dem Geländer zurechtgekommen und kann dieses in Kombination mit dem Gelernten aus diesem Buch so gut nutzen, dass ich zunächst keine weiteren Hinweise mehr benötige", dann brauchen Sie an dieser Stelle nicht weiterzulesen und können gleich beim nächsten Schritt weitermachen. Es ist durchaus möglich, dass das der Fall ist.

Häufig kommt es jedoch vor, dass Betroffene in einer depressiven Krise zwar denken, dass ein Commitment-Geländer ihnen helfen könnte, es ihnen aber zumindest am Anfang noch schwerfällt, es zu nutzen und davon zu profitieren. Vier Arten von Problemen können auftreten:

1. Sie bauen sich erst gar kein Geländer, das heißt, stellen keinen Plan für den nächsten Tag auf.
2. Sie tun die Dinge nicht, die Sie sich vorgenommen haben.
3. Sie führen die Tätigkeiten zwar durch, erreichen aber Ihre Ziele nicht.
4. Sie tun das, was Sie sich vorgenommen haben, und haben auch Erfolg, sind aber dennoch genauso unglücklich und deprimiert wie zuvor.

Gehen wir die vier möglichen Probleme durch: Mit manchen Barrieren, die das Eingehen und Umsetzen von Commitments schwer machen können, haben wir uns bereits in Kapitel 10 und auch vorher beschäftigt. An dieser Stelle finden Sie noch einige weitere Anhaltspunkte. Lesen Sie sich diese Hinweise aufmerksam durch und streichen Sie diejenigen an, die für Sie und Ihre Schwierigkeiten relevant sind. Auf deren Grundlage können Sie dann im Anschluss überlegen, worauf Sie in Zukunft besonders achten werden, wenn Sie sich Ihr Commitment-Geländer bauen.

1. Sie bauen sich erst gar kein Geländer, das heißt stellen keinen Plan für den nächsten Tag auf

Dies kann mehrere Gründe haben. *Ich habe Angst, dass sowieso nichts draus wird.* Wer sich auf ein Ziel festlegt, kann auch scheitern. Wir wissen das und die Angst davor, dass dies passieren kann, hält uns manchmal davon ab, überhaupt irgendwelche Commitments einzugehen. Haben Sie dieses Buch bis hierhin gelesen, erwarten Sie vermutlich nicht mehr, einen Rat zu bekommen, wie Sie diese Angst einfach ausschalten können. Es gilt eher, die Angst als normale Begleiterscheinung zu akzeptieren, wenn wir uns etwas vornehmen, was uns viel bedeutet. Dies trifft vor allem zu, wenn wir in der Vergangenheit schmerzhaft gescheitert sind oder lange vermieden haben, wieder aktiver zu werden. Nutzen Sie all Ihre Möglichkeiten, dieser Angst mit Akzeptanz und Selbstanteilnahme zu begegnen.

Das ist irgendwie künstlich. Es ist doch viel besser, wenn man spontan und aus dem Gefühl heraus Dinge tut. Es stimmt, man kann und sollte nicht alles im Leben planen, manchmal darf man sich auch überraschen lassen. Es ist wunderbar, wenn sich einem unerwartet die Chance bietet, etwas Positives zu tun oder zu erleben, und man sie beim Schopf ergreift – auch wenn „eigentlich" etwas anderes auf dem Plan stand. Es geht beim Commitment-Geländer nicht darum, jede Minute seines Tages zu verplanen, und auch nicht darum, gefasste Vorsätze „auf Biegen und Brechen" durchzuhalten. Es geht um ein gutes Maß – und vor allem um die Frage, was funktioniert. Nichtdepressive Menschen können sich oft weitgehend darauf verlassen, dass persönliche Werte auch ohne ein tägliches Commitment-Geländer in ihrem Leben nicht zu kurz kommen. Viele haben auch innere Gewohnheiten und äußere Vorgaben (z. B. durch den Arbeitsplatz und das Leben in einer Beziehung oder einer Familie), die letztendlich den gleichen Zweck erfüllen: Sie führen und stützen uns in unserem Alltag und sorgen dafür, dass wir eine bestimmte Richtung einschlagen und aktiv bleiben. Ohne diese Vorgaben und Gewohnheiten wären wir manchmal wie Fähnchen im Wind. In depressiven Krisen (die oftmals ja auch gerade durch den Wegfall von haltgebenden Umständen und Beziehungen ausgelöst werden) funktioniert das dann oft nicht mehr – und genau das ist letztendlich die entscheidende Frage: *Was funktioniert?* Wenn Sie skeptisch sind, ob das Commitment-Geländer Ihnen in Ihrer jetzigen Situation helfen kann, probieren Sie es aus. Nutzen Sie es eine Zeit lang und lassen es dann wieder weg. Und entscheiden Sie dann: Hilft Ihnen das Geländer, etwas mehr so zu leben, wie der Mensch, der Sie gerne sein möchten – oder tut es das nicht?

2. Sie tun die Dinge nicht, die Sie sich vorgenommen haben

Ich konnte mich einfach nicht aufraffen. Vielleicht haben Sie sich zwar ein Commitment-Geländer gebaut, haben es aber dann doch nicht genutzt. Auch dies kann unterschiedliche Gründe haben. Möglicherweise haben Sie sich einfach zu viel vorgenommen? Waren die gesteckten Ziele zu hoch? Haben Sie sich in dem Moment, als es an die Umsetzung ging, überfordert gefühlt? War Ihre Bereitschaft, sich so zu fühlen, in diesem Moment nicht hoch genug? Möglicherweise können Sie Ihre Bereitschaft erhöhen oder die Gedanken, die hinter dem Überforderungsgefühl stehen (wie „Das ist viel zu schwer" oder „Ich schaff das nicht"), „entschärfen". Zum Abmildern von negativen Gedanken finden Sie in im vorigen Kapitel einige Hinweise. Natürlich können Sie es auch damit versuchen, dass Sie sich insgesamt weniger vornehmen, dass Sie mehr Zeit für Pausen und Belohnungen einplanen oder dass Sie Aktivitäten auswählen, die weniger schwierig oder anstrengend sind.

Ich hab zwar etwas gemacht, aber die Art und Weise, wie ich's gemacht habe, war einfach nicht gut. Wenn Ihr Commitment darin bestand, Dinge auf eine bestimmte Weise zu tun, z. B. liebevoll, freundlich, geduldig, ausdauernd oder selbstsicher, und Sie finden, dass es nicht geklappt hat, überprüfen Sie Ihre Bewertung. Manchmal neigt unser Verstand zu Alles-oder-nichts-Noten: Die Dinge sind super oder katastrophal, schwarz oder weiß und dazwischen liegt oft nichts. Hilfreicher ist es, in Abstufungen zu denken. Vielleicht waren Sie beim Hausaufgabenmachen mit Ihrem Kind nicht so geduldig, wie Sie sein wollten, vielleicht waren Sie in der Teambesprechung nicht so aktiv, wie Sie es sich vorgenommen hatten, aber dennoch ein kleines bisschen mehr als sonst? Nutzen Sie eine Skala zur Bewertung Ihrer Handlungsweise: Wenn die 1 für extrem ungeduldig bzw. passiv steht und die 10 für extrem geduldig bzw. aktiv – wie würden Sie Ihr Verhalten in dieser Situation einschätzen? Eine andere Schwierigkeit kann darin bestehen, nur eine abstrakte Vorstellungen davon zu haben, wie z. B. liebevolles oder selbstsicheres Verhalten in einer bestimmten Situation konkret aussehen kann. Spielen Sie es im Kopf durch. Denken Sie an verschiedene konkrete Situationen und malen sich aus, wie Sie sich dann verhalten werden. Überlegen Sie auch möglichst konkret, wie Sie mit etwaigen Schwierigkeiten umgehen möchten, die sich ergeben könnten. Was bedeutet es, *liebevoll* zu reagieren, wenn Ihr Kind sich weigert, seine Hausaufgaben zu Ende zu machen? Wie sieht *aktives* Verhalten in der Besprechung aus, wenn Ihr Chef Ihnen ins Wort fällt? Gibt es ein Vorbild, an dem Sie sich orientieren möchten? Welcher Mensch verkörpert die Handlungsweisen, die Sie anstreben? Wie würde sich dieser Mensch in den entsprechenden Situationen verhalten?

3. Sie führen die Tätigkeiten zwar durch, erreichen aber Ihre Ziele nicht

Ich hab getan, was ich mir vorgenommen habe, aber es war ein Schuss in den Ofen. Scheitern gehört zum Leben dazu. Auch wenn wir ein Commitment eingehen und tun, was wir uns vorgenommen hatten, gibt es keine Garantie dafür, dass unser Handeln auch zum gewünschten Resultat führt. Sie gehen zur Chorprobe, aber die Chorleiterin ist krank. Sie bewerben sich um den Arbeitsplatz, bekommen aber eine Absage. Sie wollen sich endlich mit Ihrem Bruder aussöhnen, der aber lässt Sie auflaufen. Solche Erfahrungen machen wir immer wieder im Leben, manche lassen sich relativ leicht verschmerzen, andere sind frustrierend und tun weh (vor allem, wenn wir sowieso schon „angeschlagen“ sind). Möglicherweise führen diese Erlebnisse dazu, dass wir zu schnell aufgeben und uns entweder neue Ziele setzen – oder gar keine mehr. Dann verhalten wir uns wie ein Gärtner, der ein Saatkorn einsetzt und dann nach kurzer Zeit ungeduldig wird, weil sich nichts tut. Er gräbt es aus und an einer anderen Stelle wieder ein. Vielleicht hat er sogar einen „guten“ Grund dafür: An der neuen Stelle ist der Boden besser, scheint mehr Sonne oder wäre die Pflanze besser vor Wind oder Vögeln geschützt. Trotzdem: Wenn er das Saatkorn ständig verpflanzt, wird garantiert nichts daraus. Manche Dinge erfordern eine gewisse Ausdauer und Hartnäckigkeit.

Die Gefahr bei solchen Fehlschlägen ist oft, dass wir an der Frage nach dem „Warum" hängen bleiben, die unser Kopf gerne in solchen Momenten stellt. Es ist nicht grundsätzlich falsch, sich nach einem Scheitern die Frage nach den Ursachen zu stellen und daraus zu lernen, nur gibt es öfters einfach keine Antwort darauf. Außerdem sind manche Antworten nicht hilfreich. Trauen Sie sich zu sagen: „Hat nicht sollen sein", wenn Ihr Verstand Sie beim nächsten Scheitern fragt, woran es gelegen hat und Sie keine hilfreiche Antwort finden? Wollen Sie es erneut versuchen? Stellen Sie sich ein Kind vor, das Laufen lernt, stolpert und hinfällt und nicht an der Frage hängen bleibt, wieso es gestürzt ist. Es steht einfach auf und versucht es weiter.

Will ich mit dem Kopf durch die Wand? Andererseits gibt es auch solche Situationen: Wir setzen uns ein Ziel und verfolgen es über einen langen Zeitraum und unter Aufwendung großer Kosten und Mühen, kommen aber keinen Schritt weiter. Wir spüren es, unsere Energie und Motivation nehmen immer weiter ab, die Verzweiflung wächst, aber es fällt uns schwer, das Ziel aufzugeben. Vielleicht waren wir so sehr auf dieses Ziel fixiert, dass wir für nichts anderes einen Blick hatten. Vielleicht denken wir auch: „Wenn ich dieses Ziel nicht erreiche, dann ist mein ganzes Leben verpfuscht." Ebenso könnten wir vor Gefühlen wie Traurigkeit oder Orientierungslosigkeit – wie soll es denn nun weitergehen? – zurückscheuen, die damit verbunden wären, unser Ziel loszulassen. Es ist nicht prinzipiell falsch, ein Ziel zu verfolgen, von dem man nicht sicher sagen kann, ob man es je erreichen wird. Manche Menschen setzen einen großen Teil ihrer Lebenszeit und -energie ein, um einen bestimmten Vorsatz umzusetzen – und scheitern. Es muss nicht verkehrt sein. Manchmal ahnen wir, dass die Wahrscheinlichkeit, unser Ziel zu erreichen, gering ist, trotzdem entscheiden wir uns bewusst dafür weiterzumachen und insgesamt fühlen wir uns lebendig und vital. Aber manchmal sind es eben auch andere Gründe, die uns davon abhalten, unsere Zielsetzung loszulassen. Und dann ist es eigentlich ein Weglaufen, es fühlt sich nicht lebendig und frei und bewusst gewählt an, sondern alles andere als das. Dann sollten wir uns ernsthaft fragen, ob es nicht besser wäre, aufzugeben, durch den Schmerz und die Trauer hindurchzugehen, die damit eventuell verbunden sind, und unsere Energie und Zeit darauf zu verwenden, ein neues Ziel zu suchen, ein neues Commitment einzugehen.

4. Sie tun das, was Sie sich vorgenommen haben, und haben auch Erfolg, sind aber dennoch genauso unglücklich und deprimiert wie zuvor

Ich habe geschafft, was ich wollte, aber ich habe mich nicht gut dabei gefühlt. Manchmal gelingt es uns, etwas zu tun, was uns Kraft und Überwindung kostet, und erreichen damit auch das angestrebte Ziel. Aber dann verbuchen wir das Ganze nicht als Erfolg, sondern als Misserfolg. Wieso ist das so? Wir haben zwar das Richtige getan, aber dabei nicht das Richtige gefühlt. „Ich hatte so eine Angst", „Ich war viel zu nervös", „Ich konnte mich nicht so richtig freuen", „Ich hab es nicht genossen", „Ich habe immer wieder an die alte Sache denken müssen" – diese oder andere Gedanken und Gefühle (bzw. ihre Abwesenheit) kreiden wir uns an und vermiesen uns damit unsere Erfolge – sogar große und hart errungene. Geben Sie Acht, damit Sie nicht in diese Falle tappen! Das Richtige zu tun muss sich nicht gut anfühlen. Manche Dinge fühlen sich gut an – und sind aus der Perspektive unserer Wertvorstellungen betrachtet grundfalsch. Und manche Dinge sind goldrichtig – fühlen sich aber nicht gut an.

Wie bereits erwähnt, lässt sich depressiv zu werden damit vergleichen, in ein Loch gefallen zu sein. Es ist kalt und dunkel in diesem Loch, wir fühlen uns alles andere als gut. Der Aufprall tat weh, vielleicht sind wir verletzt, wir frieren, fühlen uns einsam und haben Angst, nicht wieder herauszukommen. Zum Glück gibt es in dem Loch eine Leiter, die wir erklimmen können, um wieder nach oben ans Tageslicht zu gelangen. Aber es ist mühevoll, Sprosse um Sprosse nach oben zu steigen. Außerdem nähern wir uns auf diese Weise zwar dem Ziel, wieder dort zu sein, wo es warm und hell ist, aber ist das Loch, in das wir gefallen sind, tief, ändert sich erst einmal nur wenig an unserer Umgebung, es bleibt dunkel und kalt. Es ist sehr mühsam, auf der Leiter emporzuklettern, manchmal rutscht man wieder ein paar Sprossen herunter oder landet sogar wieder ganz unten, und an dem Gesamtzustand ändert sich erst einmal nicht so viel. Kein Wunder, dass man sich fragt, ob es sich lohnt, die Leiter weiter zu erklimmen! Und dennoch: Will man aus dem Dunklen wieder heraus, muss man sie Sprosse für Sprosse wieder hochklettern. Das ist anstrengend genug. Wenn Sie sich jetzt noch darum kümmern müssten, dabei auch das Richtige zu fühlen, macht das nur zusätzlichen Druck. Es wäre, als würde Ihnen jemand, der oben am Rand des Loches sitzt, ständig zurufen: „Und? Fühlt es sich gut an? Genießt du es? Jetzt freu dich doch mal! Komm, mach mal ein glückliches Gesicht!" Dem würden Sie auch am liebsten den Hals umdrehen, oder?

Bin ich auf dem richtigen Weg? Natürlich ist auch die Frage erlaubt, ob die Richtung, die Sie eingeschlagen haben, die richtige ist. Anders gefragt: Sind Ihre Commitments wirklich Ausdruck Ihrer persönlichen Vorstellung von einem guten Leben? Vielleicht haben die Ziele, die Sie sich stecken, ja mehr mit anderen Dingen zu tun. Möglicherweise jagen Sie Zielen hinterher, die Ihnen andere Personen als wichtig und erstrebenswert darstellen, die aber wenig Ihren persönlichen Wertvorstellungen entsprechen. Vielleicht sind es auch eher Vermeidungsziele: Sie tun, was Sie tun, um z. B. nicht negativ aufzufallen oder finanzielle Einbußen zu umgehen. Auch solche Aspekte können in bestimmten Situationen wichtig oder notwendig sein, jedoch resultiert daraus höchstens eine gewisse Erleichterung, wirklich zufrieden macht das nicht. Stellen Sie daher die Testfrage: Wenn von den Tätigkeiten, die Sie sich vorgenommen haben, niemand etwas erfahren würde und Sie nicht mit materiellen Vorteilen verbunden wären – hätten sie dann dennoch einen Wert für Sie? Wären sie Ihnen dennoch persönlich wichtig? Falls das nicht der Fall ist, sollten Sie in Betracht ziehen, Ihr tägliches Commitment-Geländer auf ein anderes Fundament zu stellen und das, was für Sie wirklich zählt, stärker zu berücksichtigen.

Übung 11-1: Ein besseres Geländer bauen

Wie lautet Ihr Fazit aufgrund dieser Hinweise und Ihrer persönlichen Erfahrungen: Worauf wollen Sie in Zukunft beim Formulieren und Einhalten von Commitments besonders achten?

Tabelle 11-1: Ein besseres Geländer bauen

Bisheriges Commitment	Was kann ich zum Besseren ändern?

Tabelle abrufbar unter www.hogrefe.ch/Downloads/Gib-dich-nicht-auf

Noch ein Wort zum Schluss dieses Kapitels: Auch mit dem besten Geländer werden wir es nicht schaffen, jedes Commitment einzuhalten. Niemand, kein Mensch auf der Welt, schafft es, alles zu tun, was er sich vorgenommen hat. Selbst wenn wir es mit unseren Vorsätzen zu hundert Prozent ernst meinen, selbst wenn wir alles daransetzen, unsere Commitments einzuhalten – wir machen Fehler, versagen oder scheitern – oft, und manchmal auf dramatische Art und Weise. Hin und wieder hat das auch schlimme Folgen für uns oder andere. Das ist Teil des Lebens und es macht uns Angst. Die Kunst ist nicht, keine Fehler zu machen, nicht zu versagen, nicht zu scheitern – oder keine Angst davor zu haben. Die Kunst besteht darin, das, was wirklich zählt, nicht aus dem Blick zu verlieren und uns immer wieder neu zu versprechen, unser Handeln daran – an unseren Vorstellungen von einem gut gelebten Leben – auszurichten.

12 Stabilität gewinnen, Rückschläge verkraften

Wie schon am Anfang des Buches gesagt, gibt es zwar viele Wege in die Depression hinein (und zum Glück auch wieder heraus), jedoch machen die meisten Betroffenen, die in den Fängen einer Depression stecken, sehr ähnliche Erfahrungen: Sie haben es weitgehend aufgegeben, ihren Lebensbus in eine bestimmte, selbst gewählte Richtung zu fahren. Vielmehr tun sie alles, was bestimmte unangenehme Fahrgäste von ihnen verlangen, um ein bisschen Ruhe vor ihnen zu haben. So fährt es sich vielleicht etwas angenehmer, aber der Preis ist hoch. Auf der Strecke bleiben Zufriedenheit, Lebendigkeit und das grundsätzliche Gefühl, das Leben nach den eigenen Vorstellungen sinnvoll zu gestalten.

Konnten Sie die Übungen und Anregungen aus den vorherigen Kapiteln aufgreifen und umsetzen, dann sollte es Ihnen mittlerweile wieder etwas häufiger gelingen, Ihren Lebensbus in die gewünschte Richtung zu steuern und damit die Ziele zu verfolgen, die Ihnen persönlich am Herzen liegen. Sie sollten wieder eine klare Vorstellung davon haben, wo die nächsten Stationen überhaupt liegen sollen und sich innerlich darauf festlegen, Streckenabschnitte zurückzulegen, die Sie auf dieser Fahrt weiterbringen – Meter um Meter, Kilometer um Kilometer. Dies zu tun bedeutet nicht, von einer Woge der Glückseligkeit zur nächsten zu gleiten. „Glücklich und zufrieden bis ans Ende ihrer Tage" – das gibt es nur im Märchen. Aber es bedeutet eine Chance auf ein Leben, das Sie zufrieden macht und das sich – wenn auch nicht schmerz- und angstfrei – so doch lebendig anfühlt.

Wenn Sie anfangen, Ihr Leben wieder stärker so zu führen, dass die Aspekte, die Ihnen wichtig sind, häufiger darin vorkommen, wird früher oder später (eher früher als später!) zweierlei geschehen: Sie werden eine Richtung einschlagen – und davon abweichen! Das klingt banal, kann jedoch, je nachdem, worin die Abweichung besteht, dramatisch und schmerzhaft sein, so schmerzhaft, dass Sie möglicherweise zögern, sich danach wieder aufzurappeln und sich erneut auf den Weg zu machen. Aber selbst in Momenten, in denen es Ihnen gelingt, Kurs zu halten, wird es Ihnen keineswegs immer nur gut gehen. Unangenehme Zeitgenossen werden in Ihren Lebensbus einsteigen – Sie können nichts dagegen tun – und anfangen, Sie zu belästigen. Dann kann es passieren, dass Sie wieder dazu übergehen, es diesen Typen recht zu machen, um Ihre Ruhe vor ihnen zu haben. Sie könnten wieder anfangen, Ihre Herzensangelegenheiten zu vernachlässigen, die Ihnen eigentlich viel bedeuten. Ihre Selbstfürsorge könnte zu kurz kommen oder Sie hören auf, Tätigkeiten zu unternehmen, die Ihren Horizont erweitern. Die Beziehungen zu Ihren Mitmenschen könnten leiden. Und letztendlich könnten Sie in Gefahr sein, wieder in eine Depression hineinzurutschen.

Spätestens dann ist der Zeitpunkt gekommen, wieder auf die Möglichkeiten zurückzugreifen, die Sie in diesem Buch kennengelernt haben. Dann ist es an der Zeit, wieder anteilnehmend und mitfühlend mit sich umzugehen, sich bewusst zu machen, an welchen schwierigen Gedanken Sie gerade hängen wie ein Fisch an der Angel, und diesen Gedanken ihre Macht zu nehmen. Dann sollten Sie Ihren Kampf gegen schwierige Gefühle aufgeben, sich erlauben, zu fühlen, was auch immer Sie fühlen, und sich wieder innerlich mit dem verbinden, was Ihnen lieb und teuer ist. Vielleicht müssen Sie auch noch einmal damit anfangen, sich für einzelne Tage ein Commitment-Geländer zu bauen.

Insbesondere wenn Sie anfällig für Depressionen sind und immer wieder – trotz Behandlungen und Selbsthilfemaßnahmen – in depressive Löcher abgleiten, ist es wichtig, regelmäßig etwas für sich zu tun. Dann ist es entscheidend, sich zur Gewohnheit zu machen, einen freundlichen, mitfühlenden Blick auf sich selbst zu werfen und zu schauen, wie Sie gerade mit sich umgehen, um gegebenenfalls Ihren Kurs zu korrigieren. Übung 12-1 kann Ihnen dabei behilflich sein.

Übung 12-1: Schmerzhaftes akzeptieren, Werte leben

Diese Übung besteht darin, innezuhalten und sich selbst vier Impulse zu geben, die mit bestimmten Begriffen verbunden sind. Der erste Impuls ist das Wort Schmerz, der zweite das Wort Akzeptieren, der dritte das Wort Werte, der vierte das Wort Leben. Liest man diese Wörter hintereinander, wird ein kurzer und leicht zu merkender Satz daraus, der auch gut als

Motto für eine bestimmte Haltung dem Leben gegenüber dienen kann: Schmerz akzeptieren, Werte leben.

Die konkrete Umsetzung kann sehr unterschiedlich aussehen. Vielleicht üben Sie zunächst in Ruhe und in sitzender oder liegender Haltung an einem stillen Ort zu Hause oder in der Natur. Sie können die Übung auch schriftlich machen, auf Papier oder mithilfe eines elektronischen Geräts. Den einzelnen Punkten können Sie mehr oder weniger Raum geben, nach Möglichkeit sollten jedoch alle Impulse vorkommen. Nehmen Sie sich Zeit für diese Übung, vor allem bei den ersten Malen. Später geht es schneller, dann reichen vielleicht schon wenige Minuten, um davon zu profitieren.

1. Impuls: Schmerz. Spüren Sie in sich hinein und fragen sich, wie es Ihnen in diesem Moment geht. Gibt es irgendetwas, was in diesem Augenblick wehtut? Was schwierig ist? Gibt es Traurigkeit, Schmerz, Angst, Kummer? Schuldgefühle, Scham, Einsamkeit? Fühlen Sie sich verletzt, wund, schwach? Vielleicht ist Ihnen sofort klar, was Sie fühlen. Möglicherweise benötigen Sie ein wenig Zeit, um sich Ihre momentane Gefühlslage bewusst zu machen. Vielleicht fällt es Ihnen schwer, ein Wort zu finden für das, was Sie fühlen. Dann können Sie sich auch vorstellen, Ihr Gefühl wäre ein Objekt, und versuchen, es zu beschreiben. Wenn es eine Farbe hätte, welche wäre das? Welche Form hätte es? Ist es heiß, warm, kalt? Wenn Sie merken, dass Sie anfangen, über die Situation nachzudenken, die mit diesem Gefühl verbunden ist, lassen Sie diese Gedanken wieder los. Es geht an dieser Stelle nicht darum, irgendetwas zu analysieren oder Probleme zu lösen.

2. Impuls: Akzeptieren. Schauen Sie, ob Sie jetzt für den Moment jedes Bemühen aufgeben können, gegen das, was gerade wehtut, anzukämpfen, es loswerden zu wollen oder es unter Kontrolle zu bekommen. Erlauben Sie sich zu fühlen, was Sie fühlen, was auch immer es ist. Lassen Sie, wenn es so sein soll, den Tränen freien Lauf. Aber seien Sie dabei freundlich und anteilnehmend zu sich. Akzeptieren heißt weder „Stell dich nicht so an, ist doch gar nicht schlimm!“ noch „Da musst du eben durch.“ Und schon mal gar nicht sollten Sie sich sagen: „Bist doch selbst schuld!“ Gefühle zu akzeptieren, heißt auch nicht, sie zu „glauben“. Angst zu haben ist nicht damit gleichzusetzen, in Gefahr zu sein. Schließen Sie aus einer

Niedergeschlagenheit nicht, die Lage sei hoffnungslos. Nehmen Sie ein Schuldgefühl nicht als Beweis dafür, alles falsch gemacht zu haben. Akzeptanz bedeutet, das Gefühl als solches anzunehmen und ihm zu erlauben, da zu sein. Seien Sie freundlich zu sich – vielleicht mit einer tröstenden Geste, die Sie sich vorstellen oder ausführen: eine kühle Hand auf die Stirn, eine Umarmung, ein liebevolles Streicheln oder ein kurzer Satz, ein Wort, ein Summen, ein „Sch…“.

3. Impuls: Werte. Wenden Sie sich nun der Frage zu, was Ihnen wichtig ist. Worauf legen Sie Wert, was für ein Leben möchten Sie führen, was für eine Art von Mensch möchten Sie sein? Wofür sind Sie dankbar, was ist Ihnen kostbar? Was davon ist jetzt gerade bedeutsam?

4. Impuls: Leben. Welche Gelegenheiten möchten Sie jetzt und in nächster Zeit nutzen, um Ihre Werte zu leben? Was möchten Sie tun? Was werden Sie tun? Auf welche Art und Weise? Sind Sie bereit, eine Entscheidung zu treffen und sich etwas Bestimmtes vorzunehmen? Es könnte etwas sein, womit Sie bereits in diesem Moment anfangen. Es muss nichts Großartiges sein, aber es sollte etwas sein, was mit den Themen zu tun hat, die Ihnen wichtig sind. Sie können auch den Blick etwas weiter in die Zukunft richten. Welche Gelegenheiten werden sich Ihnen in der vor Ihnen liegenden Zeit bieten, Ihre Werte zu leben, also Ihre persönlichen Vorstellungen von einem gut gelebten Leben umzusetzen? Möchten Sie jetzt ein Commitment eingehen? Gibt es Ziele, Handlungen oder Handlungsweisen, auf die Sie sich festlegen möchten? Wenn es möglich ist und Sie bereit sind, versprechen Sie sich, bestimmte Dinge zu tun, und planen am besten auch schon die näheren Umstände. Achten Sie darauf, keine langen To-do-Listen aufzustellen. Stimmen Sie Ihre Commitments auf Ihre gegenwärtigen Kräfte und Möglichkeiten ab, denn auch hier kann weniger mehr sein.

Ein Problem bei dieser Übung ist, dass sie auf Sprache beruht. Unsere Sprache – die Sätze und Wörter in unserem Kopf und auf unserer Zunge – hat so ihre Tücken. Einer der Grundgedanken, auf denen dieses Buch beruht, lautet, dass unser sprachliches Denken eine dunkle Seite hat und wir uns nicht allzu sehr darauf verlassen dürfen, dass die Sätze unseres Verstandes – auch die logischsten, stimmigsten und wohlklingendsten – stets hilfreich für uns sind. Vor allem wenn es um den Umgang mit unseren Gefühlen geht, ist unser Verstand nicht immer ein Experte. Eine Möglichkeit, den Fallstricken unseres Denkens auszuweichen, besteht darin, mit Bildern, Vorstellungen und Vergleichen zu arbeiten statt mit Regeln, Begründungen und Anleitungen. Aber auch dann werden Sie möglicherweise feststellen, dass Sie sich bei dieser (und anderen) Übungen gelegentlich in Gedanken „verheddern". Dann helfen diese Ideen nicht, sondern blockieren und lähmen eher, anstatt werteorientiertes Handeln zu ermöglichen. Scheuen Sie in diesem Fall nicht davor zurück, sie einfach loszulassen, sie nicht zu ernst zu nehmen. Lassen Sie nicht zu, dass Ihr Verstand auf einem allzu hohen Ross sitzt, holen Sie ihn da immer wieder herunter! Schließlich mag er es da oben und versucht immer wieder, seinen Platz als Alleinherrscher über Ihr Leben zurückzuerobern.

Wir kommen zum Ende des Programms und dieses Buches. Ich hoffe, Sie haben die Bilder, Übungen und anderen Impulse für sich nutzen können und diese haben eine positive Wirkung entfaltet, sodass Sie sagen können: Es geht mir besser als zu Beginn und ich fühle mich lebendiger. Ich lebe mein Leben bewusster. Ich kann mit schmerzhaften Gefühlen besser umgehen und schwierige Gedanken lähmen mich nicht mehr so.

Ein Teil des Gelernten wird Ihnen möglicherweise bereits in Fleisch und Blut übergegangen sein, sodass Sie es in Zukunft nicht mehr aus Ihrem „Werkzeugkoffer" herauskramen und gezielt anwenden müssen. Anderes werden Sie eventuell immer wieder einmal auffrischen wollen. Manche Übungen werden Sie womöglich zu einem festen Bestandteil Ihres Lebens machen, andere gezielt einsetzen, wenn Sie sie brauchen. Auch wenn es unserem Kopf, der so viel von Planung und Vorsorge hält, nicht gefällt: Das Leben ist nur begrenzt vorhersehbar und planbar – und das ist auch gut so. Gerade noch ist das Meer glatt und ruhig, in kürzester Zeit kann sich ein schwerer Sturm entfesseln und die Wellen können sich meterhoch auftürmen. Das gilt auch für unsere Gefühle, die angenehmen und die unangenehmen, schmerzhaften. Wir können wenig dagegen tun. Der Perserkönig Xerxes hat, so ist es übertragen, einmal das Meer auspeitschen lassen, als es mit seinen Wellen eine Brücke zerstört hatte. Unsere verzweifelten Versuche, schmerzhafte Gefühle unter Kontrolle zu bekommen, sind oft genauso vergeblich. Die Wellen unserer Gefühle lassen sich dadurch nicht beeindrucken, aber wir können lernen, auf ihnen zu reiten wie ein Surfer. Unser Surfbrett ist nicht aus Hartschaum, es besteht aus einer ganz speziellen Mischung unterschiedlicher Fähigkeiten und Haltungen, an denen Sie mithilfe des Programmes gearbeitet haben und weiterarbeiten werden. Das Board ist nicht perfekt – und selbst wenn es das wäre und wir der weltbeste Surfer: Manche Wellen sind so hoch und kommen so unverhofft, dass sie uns vom Brett fegen. Auch wenn Sie intensiv mit dem Programm gearbeitet haben, kann es dennoch sein, dass Sie irgendwann feststellen, dass sich die Depression in Ihrem Leben wieder breitmacht. Das mag frustrierend sein. Sie waren – verständlicherweise – so stolz auf Ihr Surfbrett und wie gut und sicher Sie sich darauf halten. Was jetzt? Sagt Ihr Verstand: „Die Wellen sind schuld, das muss aufhören, das Meer gehört bestraft, her mit der Peitsche"? Helfen Sie ihm, dem armen, kleinen, wertenden Kontrollfreak in Ihrem Kopf. Seien Sie mitfühlend und geduldig – aber auch klar: Das Meer auszupeitschen bringt überhaupt nichts. Weg mit der Peitsche. Und dann wieder rauf aufs Surfbrett!

Literatur

American Psychiatric Association. (2014). *Diagnostisches und Statistisches Manual Psychischer Störungen DSM-5*. Göttingen: Hogrefe.

Hayes, L. & Ciarrochi, J. (2016). *The Thriving Adolescent*. Oakland: New Harbinger.

Hayes, S. C., Strosahl, K. D. & Wilson, K. G. (2014). *Akzeptanz- & Commitment-Therapie. Achtsamkeitsbasierte Veränderungen in Theorie und Praxis*. Paderborn: Junfermann.

Hofheinz, C., Heidenreich, T. & Michalak, J. (2017). *Werteorientierte Verhaltensaktivierung bei depressiven Störungen*. Weinheim: Beltz.

Twohig, M. P. & Levin, M. E. (2017). Acceptance and commitment therapy as a treatment for anxiety and depression: A review. *Psychiatric Clinics of North America, 40*, 751–770. http://doi.org/10.1016/j.psc.2017.08.009

Zettle, R. (2007). *ACT for Depression*. Oakland: New Harbinger.

Weiterführende Literatur

Vielleicht sagt Ihnen der hier vorgestellte Ansatz der Akzeptanz- und Commitmenttherapie zu und Sie möchten noch mehr darüber erfahren oder mit Hilfe von ACT an anderen Themen oder Schwierigkeiten arbeiten. Dann könnte Ihnen eines der folgenden Bücher weiterhelfen.

Allgemeine Selbsthilfe auf der Basis von ACT

Bohlmeijer, E. & Hulsbergen, M. (2015). *Im Augenblick leben: In 9 Wochen zu mehr Achtsamkeit mit der Akzeptanz- und Commitmenttherapie*. Weinheim: Beltz.

Hayes, S. C. & Smith, S. (2007). *In Abstand zur inneren Wortmaschine*. Tübingen: DGVT-Verlag.

Harris, R. (2009). *Wer dem Glück hinterherrennt, läuft daran vorbei*. München: Kösel.

Wengenroth, M. (2013). *Den inneren Kompass finden: Der achtsame Weg in ein wertebewusstes Leben* (Audiobook). Weinheim: Beltz.

Wengenroth, M. (2016). *Das Leben annehmen. So hilft die Akzeptanz- und Commitmenttherapie*. Bern: Hogrefe.

Ärger und Aggression

Eifert, G., McKay, M. & Forsyth, J. P. (2009). *Mit Ärger und Wut umgehen. Der achtsame Weg in ein friedliches Leben*. Bern: Huber.

Ängste

Forsyth, J.P. & Eifert, G. (2010). *Mit Ängsten und Sorgen erfolgreich umgehen. Ein Ratgeber für den achtsamen Weg in ein erfülltes Leben mithilfe von ACT*. Göttingen: Hogrefe.

Lejeune, C. (2008). *Gut leben – mit kleinen und großen Sorgen*. Stuttgart: Kreuz.

Wilson, K. & Dufrene, T. (2011). *Und wenn alles ganz furchtbar schiefgeht?* Paderborn: Junfermann.

Depressionen bzw. Burnout

Strosahl, K.D. & Robinson, P.J. (2009). *Durch Achtsamkeit und Akzeptieren Ihre Depression überwinden. Ein Handbuch zur Acceptance & Commitment Therapie (ACT)*. Paderborn: Junfermann.

Waadt, M. & Acker, J. (2013). *Burnout: Mit Akzeptanz und Achtsamkeit den Teufelskreis durchbrechen*. Bern: Huber.

Erziehung

Coyne, L.W. & Murrell, A. (2011). *Freude am Elternsein – Mut zum Erziehen. Hilfe für einen achtsamen und wirksamen Umgang mit Ihrem Kind*. Bern: Huber.

Lebenskrisen

Harris, R. (2013). *Wer vor dem Schmerz davonläuft, wird von ihm eingeholt: Unterstützung in schwierigen Zeiten*. München: Kösel.

Diabetes

Stenzel, A. (2012). *Diabetes akzeptieren und Motivation gewinnen: Selbsthilfe mit der Diabetes-Akzeptanz-und-Commitmenttherapie (DACT)*. Mainz: Kirchheim & Co.

Der Autor

Dipl.-Psych. Matthias Wengenroth ist niedergelassener Psychologischer Psychotherapeut in einer eigenen Praxis in Solingen. Dort behandelt er schwerpunktmäßig Patienten mit Depressionen, Ängsten und Zwängen. Seit über zehn Jahren wendet er neben klassischen verhaltenstherapeutischen Methoden auch achtsamkeitsbasierte Ansätze an. Besonders intensiv hat er sich mit der Akzeptanz- und Commitmenttherapie (ACT) beschäftigt, über die er bislang zwei Bücher und ein Audiobuch verfasst hat.

Anschrift:
Mankhauser Str. 1
42699 Solingen
E-Mail: praxis.wengenroth@t-online.de

Inserate